Christian A. Müller

HNO

Ein Praxisleitfaden

Christian A. Müller

HNO

Ein Praxisleitfaden

facultas

Assoc. Prof. PD Dr. Christian A. Müller
Medizinische Universität Wien
Universitätsklinik für Hals-, Nasen- und
Ohrenkrankheiten
Währinger Gürtel 18–20
1090 Wien

Wegen stilistischer Klarheit und leichterer Lesbarkeit wurde im Text auf die sprachliche Verwendung weiblicher Formen verzichtet. Ausdrücklich sei hier festgehalten, dass die Verwendung der männlichen Form inhaltlich für alle Geschlechter gilt und keinesfalls einen sexistischen Sprachgebrauch darstellt.

Bibliografische Information der Deutschen Nationalbibliothek

Die Deutsche Nationalbibliothek verzeichnet diese Publikation in der Deutschen Nationalbibliografie; detaillierte bibliografische Daten sind im Internet über http://dnb.d.nb.de abrufbar.

2. Auflage 2023

Umschlag: © SiberianArt – istock.com
Satz & Druck: Facultas Verlags- und Buchhandels AG
Printed in Austria
ISBN 978-3-7089-2387-1 (print)
ISBN 978-3-99111-783-4 (E-Pub)

VORWORT

Dieses Büchlein dient als **Ergänzung zur klinischen Routine** im Rahmen der HNO-Ausbildung während des Medizinstudiums. Es soll in erster Linie die **häufigen und gefährlichen Krankheitsbilder** vermitteln, die einem **Arzt für Allgemeinmedizin** begegnen können. Damit sind auch die wichtigsten Operationen aus dem HNO-Bereich eingeschlossen. Es soll die Studierenden unterstützen, die Pathophysiologie der Erkrankungen sowie deren Diagnose und Therapie zu erlernen, ohne ein tabellarisches Lehrbuch zu ersetzen. Durch das kleine Format kann das Buch gut in der Kitteltasche untergebracht und so jederzeit in Ambulanz, Station und OP verwendet werden. Zusätzlich sind im Rahmen der Heimarbeit klassische Lehrbücher, internetbasierte Wissensplattformen und Publikationen in Ergänzung heranzuziehen.

Nach der Beschreibung der einzelnen Bereiche der HNO-Heilkunde schließt sich eine kurze Auflistung möglicher **Differenzialdiagnosen der typischen HNO-Symptome** an. Dies ermöglicht, in der Ambulanz gleich zu Beginn der klinischen Tätigkeit einen ganzheitlichen Blick zu schulen und die wahrscheinlichsten Diagnosen nicht zu übersehen.

Ich hoffe, mit diesem praxisorientierten HNO-Praxisleitfaden einen positiven Anreiz zur vertiefenden Beschäftigung mit diesem wichtigen Fach leisten zu können, das einige der häufigsten Symptome der Allgemeinmedizinischen Ordination (z. B. Schwindel, Hörminderung, Ohren- oder Halsschmerzen), aber auch potenziell gefährliche Symptome wie Atemnot oder Epistaxis beinhaltet.

Ich wünsche allen Studentinnen und Studenten viel Freude bei der Beschäftigung mit dem Fachgebiet der Hals-, Nasen- und Ohrenheilkunde!

Christian A. Müller

Wien, im Juni 2023

INHALTSVERZEICHNIS

HNO-Status und Klinische Untersuchung

Bei jedem Patienten, der erstmalig untersucht wird, muss nach genauer **Anamnese (welche** Beschwerden? **Seit wann** bestehen sie? **Was** ist bisher geschehen (Diagnostik, Therapie)? **Wie** war der Verlauf?) der **komplette HNO-Status** durchgeführt werden. Dabei werden die Ohren, Nase, Mundhöhle/-rachen/Epipharynx, Kehlkopf, Hals systematisch untersucht, da diese **Gebiete der Kopf-Hals-Region** bei vielen Krankheitsbildern **in direktem pathophysiologischen Zusammenhang** stehen. So führt z. B. eine Pathologie im Bereich der Nase und/oder des Nasenrachens über die Beeinträchtigung der Tubenfunktion oft zu einer Minderbelüftung des Mittelohres und damit zum Symptom der Hörminderung.

Inhalte des HNO-Status

Ohren: Ohrmuschel (Helix, Anthelix, Tragus, Cavum conchae), Mastoid
Gehörgang (Cerumen? Schwellung? Sekret?)
Trommelfell (Lichtreflex, Farbe/Transparenz, Anulus fibrosus, Pars flaccida, Pars tensa)
Nase: Septum-Locus Kiesselbachi, Muscheln, Sekret?
Mundhöhle: Vestibulum oris (Papilla parotidea), Zunge, Mundboden, Uvula, Gaumenbögen, Gaumen
Oropharynx: Tonsillen, Rachenhinterwand
Epipharynx: Tubenostien, Adenoide Vegetationen
Larynx, Hypopharynx: Epiglottis, Stimmlippenbeweglichkeit, Glottisweite
Hals: Lymphknoten, Schilddrüse (normalerweise nicht tastbar)

OHR

Die LEITSYMPTOME von OHR-ERKRANKUNGEN, die anamnestisch und klinisch abzuklären sind:

- **Ohrenschmerzen (Otalgie)**
- **Ohrsekretion (Otorrhoe)**
- **Hörminderung (Hypakusis)**
- **Ohrgeräusch (Tinnitus)**
- **Schwindel (Vertigo)**

Äußeres Ohr

Bei der Beurteilung des äußeren Ohres denken wir an Erkrankungen und Veränderungen der Ohrmuschel und ihrer Umgebung und betrachten die Form und Strukturen der Ohrmuschel an ihrer Vorder- und Rückseite sowie die retroaurikuläre Region (Mastoid, s. auch Mittelohr) und eventuelle Narben nach früheren Operationen.
Die wichtigen Strukturen der Ohrmuschel sind: Helix, Anthelix, Cavum conchae, Tragus, Lobulus.

Othämatom

Darunter versteht man eine Blutansammlung (Hämatom) zwischen Knorpel und Knorpelhaut (Perichondrium) der Ohrmuschel. Da der Knorpel selbst keine Durchblutung besitzt, sondern über die eng anliegende Knorpelhaut mit Sauerstoff und Nährstoffen versorgt wird, führt ein unbehandeltes Othämatom (analog zum unbehandelten Septumhämatom der Nase) zu einer irreversiblen Schädigung des Knorpels und unschönen Narbenbildungen der Ohrmuschel („Blumenkohlohr", „Ringerohr"). Diese Narbenbildungen führen zu einem Verlust des Ohrmuschelreliefs (Helix, Scapha, Anthelix etc.), welcher durch plastisch-rekonstruktive Maßnahmen nicht zu beheben ist.

Diagnose: durch Anamnese und Erscheinungsbild.
Typischerweise geht der Entstehung eines Othämatoms ein stumpfes oder tangentiales Schertrauma voraus, wodurch Blutgefäße der Knorpelhaut zerreißen und zwischen Knorpel und Perichondrium einbluten, sodass die Knorpelhaut vom Knorpel abgehoben wird und ihn nicht mehr ausreichend versorgen kann. Dies kann auch spontan oder unbemerkt (z. B. im Schlaf) erfolgen.
Hilfreich in der Diagnose ist die Palpation, bei der das fluktuierende Hämatom getastet werden kann. Eine Verwechslung mit der Ohrmuschelperichondritis (Erscheinungsbild ohne Tasten evtl. ähnlich) kann somit ausgeschlossen werden.
Therapie: Zur Entlastung des Hämatoms ist immer eine Inzision mit obligatorischem Druckverband erforderlich (sonst kann sich der Raum zwischen Knorpel und Perichondrium wieder mit Blut füllen). Oft ist auch das Einlegen einer Lasche notwendig (meist als Durchzug durch zwei Inzisionen). Beim Druckverband ist darauf zu achten, dass keine Drucknekrosen entstehen. Dazu wird mit H_2O_2 (Wasserstoff-Peroxid) getränkte Watte in das wieder hergestellte Ohrmuschelrelief eingepasst und ein Wickelverband mit einer Mullbinde um das Ohr und die Stirn mehrfach straff gewickelt.
Die Lasche wird nach 2–3 Tagen entfernt, der Druckverband nach 5–7 Tagen. Bei Schmerzen muss immer sofort eine Sichtkontrolle mit Anlegen eines neuen Druckverbandes erfolgen.

Perichondritis

Die Entzündung der Knorpelhaut der Ohrmuschel präsentiert sich klinisch als umschriebene Rötung und mäßige Schwellung der knorpeligen Anteile der Ohrmuschel. Die Anthelix erscheint verstrichen. Die Ohrmuschel-Perichondritis stellt eine bakterielle Entzündung dar (meist durch Pseudomonas aeruginosa, Staphylokokkus aureus), die mittels Antibiotika behandelt werden muss. Die Behandlung muss ausreichend lange erfolgen, da sonst Rezidive häufig sind. Sobald mehr als die Hälfte der knorpeligen Anteile der Ohrmuschel betroffen sind, sollte die antibiotische Therapie parenteral mittels Infusionen erfolgen, womit ein höherer Wirkspiegel erzielt werden kann. Zusätzlich werden antibiotikahaltige Salben verordnet.

Bei der Ohrmuschel-Perichondritis ist das Ohrläppchen (kein Knorpel – damit auch keine Knorpelhaut) nicht entzündlich verändert.

Dies im Gegensatz zum Erysipel der Ohrmuschel, welches auch die umgebende Haut betrifft und meist durch Streptokokken ausgelöst wird. Manchmal wird das Erysipel durch eine fortgeleitete Entzündung aus dem Gehörgang oder dem Mittelohr hervorgerufen. Daher sollte immer eine Ohrmikroskopie erfolgen.

Abstehohren

Das abstehende Ohr (Apostasis auris) stellt eine kongenitale Ohrmuschelfehlbildung Grad I dar. Die Ursachen dafür liegen entweder im oberen Drittel der Ohrmuschel (fehlende oder unterentwickelte Anthelixfaltung), im mittleren Drittel (zu großes Cavum conchae) oder im unteren Drittel (abstehender Lobulus) bzw. in einer Kombination.

Im Kindesalter hat diese Fehlbildung Krankheitswert aufgrund möglicher psychischer Beeinträchtigungen und die Therapie (Operation) wird von der Krankenkasse übernommen. Das ideale Operationsalter liegt bei 5–6 Jahren (vor der Einschulung).

Gleich nach der Geburt führt auch ein sofortiges Nach-hinten-Abkleben der Ohrmuschel an das Mastoid für mehrere Wochen zum Erfolg.

Operationstechnik: Je nach Lokalisation der Fehlbildung wird die Anthelix gefaltet (durch Nähte und/oder subperichondrales Feilen der Knorpeloberfläche, womit sich der Knorpel stärker biegt und eine normale Anthelix-Faltung bildet) oder eine Resektion eines Teils des Cavum conchae bzw. eine Annäherung des Lobulus mittels Subkutannaht gemacht.
Wichtig ist das postoperative Tragen eines Stirnbandes für 3 Wochen, um die angelegten Ohren in Position zu halten.

Zoster oticus

Die Gürtelrose im Bereich des Ohres entsteht durch Reaktivierung einer Varizella-Zoster-Virus-Infektion aus den Ganglienzellen des VII. (N. facialis) und VIII. (N. vestibulocochlearis) Hirnnerven.
Mögliche Erstsymptome sind demnach eine sensorineurale Hörstörung, Schwindel, Gesichtsnerven-Lähmung (Facialisparese) sowie typischerweise Schmerzen im Bereich des Ohres. Gruppierte Zosterbläschen im Bereich des Gehörganges (Ohrmikroskopie!) oder der Ohrmuschel und umgebender Haut können, müssen aber nicht von Anfang an sichtbar sein.
Bei Vorliegen einer Facialisparese sollte eine neurologische und augenärztliche (Uhrglasverband bei unvollständigem Lidschluss!) Begutachtung erfolgen.
Als Behandlung erfolgt eine virustatische und analgetische Therapie.

Atherom

Das Atherom (Talgdrüsen-Retentions-Zyste) des Ohrläppchens ist eine gutartige retroaurikuläre Raumforderung, die bei Entzündung sehr schmerzhaft sein kann und dann inzidiert werden muss. Die chirurgische Entfernung sollte im nicht infizierten Zustand erfolgen.

Präaurikuläre Fisteln

Diese entstehen durch eine Embryonalfehlbildung (Anomalie des ersten Kiemenbogens) und zeigen sich meist durch eine kleine Öffnung vor dem oberen Ohrmuschelansatz. Bei Entzündung kommt es zu Rötung, Sekretion und Schmerzen. Nach symptomatischer antientzündlicher Therapie ist im möglichst infektfreien Intervall die chirurgische Entfernung indiziert (eine symptomlose Fistel muss nicht operiert werden). Dabei wird nach Anfärben des Fistelganges durch Instillation mit blauer Farbe (z. B. Methylenblau) dieser umschnitten und vorsichtig komplett exzidiert, da sonst Rezidive drohen. Oft reicht der Gang nur wenige mm in die Tiefe. Bei tiefer reichenden Fistelgängen ist auf die Nahebeziehung zur Ohrspeicheldrüse und dem N. facialis zu achten. Beim Auftreten von präaurikulären Zysten zeigen sich diese als Schwellungen, die differenzialdiagnostisch vielfältig betrachtet werden müssen (u. a. Lipom, Lymphangiom, Hämangiom, Lymphom, Dermoid-Zyste, Lymphadenitis und selten Lymphknotenmetastase).

Gehörgang

Der äußere Gehörgang teilt sich in den lateralen knorpeligen Gehörgang (subkutanes Bindegewebe mit Haaren und Talgdrüsen) und den medialen knöchernen Gehörgang (dünne Haut direkt mit dem Periost verwachsen), der mit dem Trommelfell abschließt. Das Sekret der Zeruminaldrüsen des Gehörganges ist wichtig für das physiologische Milieu des Gehörganges und trägt zur Infektabwehr bei. Bei der Untersuchung des Gehörgangs kann durch Manipulation der GG-Hinterwand der Ramus auricularis des N. vagus gereizt werden, wodurch es zum Hustenreiz kommt.

Otitis externa

Die Gehörgangsentzündung (Hauptsymptom Ohrenschmerzen, aber auch Hörminderung) ist eine häufige Erkrankung, die sehr schmerzhaft und langwierig sein kann und daher sorgfältig behandelt werden muss. Die wichtigste Maßnahme ist die Reinigung des Gehörganges durch den HNO-Arzt unter dem Mikroskop.

Ursachen: meist bakteriell oder durch Pilze ausgelöst (oft durch Feuchtigkeit begünstigt – Bade-Otitis!), oft auch durch kleine Hautverletzungen mit Keimeinbringung beim Versuch, den Gehörgang mit Wattestäbchen zu reinigen (dies führt meist zum gegenteiligen Effekt, einem Cerumen obturans/ impaktierter Ohrschmalzpfropf).

Behandlung: Neben ausreichender Analgesie und der erwähnten Reinigung des Gehörganges ist die Behandlung der unkomplizierten Otitis externa eine Lokalbehandlung mit antibiotischen/antifungalen Ohrentropfen, solange das Trommelfell unter dem Mikroskop einsehbar ist. Sollte der Gehörgang sehr oder komplett zugeschwollen sein, muss ein mit Salben getränkter Streifen eingelegt werden und mehrmals im Laufe der Behandlung (1–2 Wochen) gewechselt werden, bis das Trommelfell wieder einsehbar ist.

Antibiotische systemische Therapie ist nur erforderlich, wenn eine begleitende Lymphadenitis der periaurikulären Lymphknoten vorliegt.

Eine Sonderform der Otitis externa ist das bakteriell bedingte Gehörgangsfurunkel, bei dem vor der lokalen Therapie mit Salbenstreifen und Ohrentropfen eine Inzision und Entlastung des Eiterpfropfes mit dem spitzen Skalpell oder einer Nadel erfolgt.

Otitis externa necroticans/maligna

Gefährliche Erkrankung, bei der die Entzündung nicht auf die Weichteile des Gehörganges beschränkt bleibt, sondern zu einer Beteiligung des knöchernen Gehörganges und des umgebenden Felsenbeines kommt (Ostitis), womit die Behandlung neben einer langfristigen intravenösen antibiotischen Therapie (gegen Pseudomonas aeruginosa) meist chirurgisch erfolgen muss. Diese Erkrankung tritt häufig bei älteren Patienten mit Diabetes mellitus (Immunabwehrschwäche!) auf.

Gehörgangsfremdkörper

Bei Kindern finden sich im Gehörgang oft kleine kugelförmige Fremdkörper, die während des Spielens eingebracht werden und in weiterer Folge Schmerzen verursachen können. Eine Entfernung muss stets unter mikroskopischer Kontrolle erfolgen. Geeignete Instrumente sind Häkchen und nie Pinzetten, da diese den Fremdkörper nur tiefer Richtung Trommelfell schieben. Kleinere Fremdkörper wie z. B. Insekten können bei intaktem Trommelfell gut mittels Spülung entfernt werden.

Cerumen obturans

Eine Sonderform des Gehörgangsfremdkörpers stellt der verlegende Ohrschmalz-Pfropf dar. Oft entsteht dieser durch den Gebrauch von Wattestäbchen zur „Reinigung" des Gehörganges. Meist entsteht der gegenteilige Effekt und der förderbandartige Selbstreinigungsmechanismus des Gehörganges wird dadurch gestört. Bei impaktiertem Cerumen kann manchmal die Entfernung erst nach Aufweichen mittels öliger Ohrtropfen erfolgreich sein.

Gehörgangsexostosen

Durch appositionelles Knochenwachstum kommt es zu einer Einengung des äußeren Gehörganges und bei entsprechendem Schweregrad zu einer Behinderung des Selbstreinigungsmechanismus des Gehörganges und folglich zu Retentionen

von Cerumen. Dadurch können vermehrt Entzündungen oder eine Hörminderung auftreten.
Als eine Ursache der Gehörgangsexostosen kann der wiederholte Reiz mit kaltem Wasser (z. B. bei Schwimmern) angesehen werden.
Bei symptomatischen Gehörgangsexostosen erfolgt die chirurgische Abtragung nach Abheben der Gehörgangshaut unter dem Mikroskop mittels Bohrer.

Mittelohr

Das Mittelohr (Cavum tympani, Paukenhöhle) wird nach lateral vom Trommelfell und nach oben zur mittleren Schädelgrube vom Tegmen tympani (Paukenhöhlendach) begrenzt. Nach hinten kommuniziert der Mittelohr-Raum über das Antrum (größte Mastoidzelle) mit dem pneumatisierten Warzenfortsatz (Processus mastoideus). Hierdurch kann es durch Ausbreitung einer Otitis media zur Mastoiditis kommen. Nach vorne erfolgt die Belüftung des Mittelohres über die Tuba auditiva (Eustachische Röhre, Ohrtrompete). Diese verbindet das Cavum tympani mit dem Nasenrachen. Nach medial grenzt der Mittelohrraum an das Innenohr (Labyrinth-Cochlea und Bogengänge/Utriculus und Sacculus). Außerdem verläuft hier der N. facialis um das ovale Fenster (Stapes-Fußplatte).

Der Inhalt des Mittelohres besteht aus folgenden Strukturen:
- Luft (eine ausreichende Belüftung über die Tube ist essenziell für ein normales Hörvermögen und die Gesundheit des Mittelohres)
- 3 Gehörknöchelchen: Hammer (Malleus) – Amboss (Incus) – Steigbügel (Stapes)
- M. stapedius (Innerv.: N. facialis) und M. tensor tympani (Innerv.: N. trigeminus)

- Chorda tympani (Teil des N. facialis – sensorische Innervation der vorderen ⅔ der Zunge), N. stapedius

Einschub Hörprüfung

Stimmgabelversuche

Beim **Rinne-Versuch** wird bei jeweils einem Ohr die Luftleitung mit der Knochenleitung verglichen. Dazu wird die angeschlagene Stimmgabel zuerst auf das Mastoid gedrückt (Knochenleitung) und danach vor das Ohr gehalten (Luftleitung). Der Ton wird bei normaler Luftleitung (bzw. bis zu einer Hörminderung von 20 dB) vor dem Ohr lauter empfunden (= Rinne positiv/Normalbefund). Wird die Knochenleitung lauter empfunden, spricht dies für eine Schall-Leitungs-Schwerhörigkeit (Rinne negativ/pathologisch). Einen Spezialbefund stellt die einseitige Taubheit dar, bei der die Knochenleitung auf das andere Ohr übergeleitet und dort wahrgenommen wird.
Beim **Weber-Versuch** wird die Stimmgabel auf den Schädelknochen mittig aufgesetzt. Der Ton sollte bei symmetrischem Hören mittig wahrgenommen werden. Bei Lateralisierung auf eine Seite spricht dies entweder für eine Schall-Leitungs-Schwerhörigkeit im lateralisierten Ohr oder für eine Schall-Empfindungs-Schwerhörigkeit am kontralateralen Ohr.

Ursachen einer Schall-Leitungs-Schwerhörigkeit

Alle Erkrankungen, die im Bereich der Ohrmuschel/des Gehörganges sowie des Trommelfells oder Mittelohres zu einer verminderten Übertragung des Schalls führen bei normaler Innenohrfunktion.

Ursachen einer Schall-Empfindungs-Schwerhörigkeit

Alle Erkrankungen, die das Innenohr oder weiter zentral gelegene Strukturen wie die Hörbahn oder Hirnareale betreffen.

Tympanometrie

Bei normaler Belüftung des Mittelohres/normaler Tubenfunktion (Druck im Gehörgang ist gleich dem Druck im Mittelohr) steht das Trommelfell in einer Mittelposition mit optimaler Schwingungsfähigkeit bei der Schallübertragung. Im Rahmen der Tympanometrie wird der Gehörgang mit einer Olive inklusive Schallsonde abgedichtet und die Reflexionsfähigkeit des Trommelfells (Impedanz, akustischer Widerstand) bei unterschiedlichen Drücken gemessen. Somit werden die Beweglichkeit und der Zustand des Mittelohres (Unterdruck/Flüssigkeit) geprüft.
Im Rahmen der Untersuchung kann auch der **Stapediusreflex** überprüft werden, der erst bei einem Schalldruckpegel von 70–90 dB über der Hörschwelle auslösbar ist und typischerweise bei der Otosklerose oder bei Unterbrechungen der Gehörknöchelchenkette fehlt.

Reintonaudiometrie

Hierbei werden Töne ansteigender Lautstärke (gemessen in dB) und Frequenz seitengetrennt über Kopfhörer (Luftleitung: Der Schall muss über Gehörgang, Trommelfell und Mittelohr ins Innenohr gelangen) und Knochenleitungshörer am Mastoid (Knochenleitung: direkte Übertragung der Schallenergie über den Knochen in die Cochlea) angeboten.

Sprachaudiometrie

Dabei werden definierte Wörter in unterschiedlicher Lautstärke angeboten und der Prozentsatz der richtig verstandenen Wörter bestimmt. Die Sprachaudiometrie ist ein unverzichtbarer Bestandteil der Indikation von Hörgeräten sowie ein wichtiges Hilfsmittel zur Abschätzung der Indikation und des Erfolges hörverbessernder Operationen und Implantate.

Tubenkatarrh

Im Rahmen von Entzündungen der Nasen- und Nasennebenhöhlen-Schleimhäute kommt es zu einer Funktionsstörung der Belüftung des Mittelohres. Ebenfalls häufig bestehen Tubenkatarrhe bei Kleinkindern mit übergroßen Rachenmandeln oder bei Patienten mit Gaumenspalten (Funktionsstörung der muskulären Tubenöffnung). Dabei kommt es beim Schlucken oder Gähnen nicht mehr zu der physiologischen Öffnung der spaltförmigen Tubenöffnung im Nasenrachen und daher unterbleibt der Druckausgleich zwischen Nasenrachen (Umgebungsdruck) und Mittelohr (dies wird normalerweise durch den Ansatz von Muskelfasern der Mm. tensor und levator veli palatini an der knorpeligen Tube bewerkstelligt). Dadurch entsteht im Mittelohr ein Unterdruck, der im Sinne eines Entzündungsreizes zur Exsudation von Flüssigkeit ins Mittelohr führen kann. Sowohl reiner Unterdruck als auch Flüssigkeitsansammlung im Mittelohr (Serotympanon – dünnflüssig oder Seromukotympanon – zähflüssig, „glue ear") bedingen eine Schall-Leitungs-Schwerhörigkeit.

Diagnostisch erfolgt eine Untersuchung des Mittelohres mittels Mikroskopie des Trommelfells, Durchführung der Stimmgabelversuche sowie apparative Hörtests (Tympanometrie, Tonaudiometrie). Immer muss eine Endoskopie des Nasenrachens zum Ausschluss raumfordernder Prozesse im Bereich des Tubenostiums erfolgen.

Das therapeutische Ziel besteht in einer abschwellenden Therapie der Nasenschleimhäute, um eine ausreichende Belüftung des Mittelohres wiederherzustellen (abschwellende Nasentropfen oder -sprays). Sollten konservative Maßnahmen nicht ausreichen, z. B. bei chronischen Krankheitsbildern wie Gaumenspalten oder Zustand nach Bestrahlung, können die Durchführung einer Parazentese (Trommelfellschnitt) im vorderen unteren Quadranten oder die Einlage eines Paukenröhrchens indiziert sein. Das Paukenröhrchen wird durch den Selbstreinigungsmechanismus und die Heilungstendenz des Trommelfells in der Regel innerhalb von mehreren Monaten wieder in den Gehörgang abgestoßen. Daher wird in Fällen der dauerhaften Notwendigkeit einer Paukendrainage ein T-förmiges Dauerpaukenröhrchen eingesetzt, das nicht abgestoßen wird.

Otitis media acuta

Die akute Mittelohrentzündung entsteht meistens durch eine aufsteigende Infektion über die Tuba auditiva im Rahmen eines (zuerst meist viralen) Infekts. Danach kann es zu einer bakteriellen Superinfektion kommen (meist Streptokokkus pneumoniae, Moraxella catarrhalis, Haemophilus influenzae). Das Vollbild der bakteriellen Otitis media besteht in den Symptomen Hörminderung und Otalgie mit eventuell pulsierendem Ohrgeräusch. Zu einer eitrigen oder blutigen Otorrhoe kommt es erst bei der spontanen Perforation des Trommelfells. Dann lässt der akute starke Schmerz auch meist nach.

Zur Diagnostik gehören die Inspektion der Ohrmuschel, der retroaurikulären Region (Mastoiditis?) sowie die Ohrmikroskopie (Gehörgang, Trommelfell). Außerdem sollte eine orientierende Hörprüfung mittels Stimmgabel durchgeführt werden (der typische pathologische Befund ist durch die Lateralisation ins kranke Ohr beim Weber-Versuch und durch einen negativen Rinne-Versuch gekennzeichnet, s. S. 22). Das Trommelfell zeigt eine Rötung durch vermehrte Gefäßzeichnung bis zur kompletten Intransparenz mit teils weißlichen Fibrinauflagerungen sowie eine Vorwölbung durch serös-purulentes Sekret im Mittelohr.

Mittels Frenzel-Brille wird das Vorliegen eines Nystagmus als Warnsignal einer Labyrinthitis ausgeschlossen.

Der Spezialfall einer sogenannten **Grippe-Otitis** ist durch eine hämorrhagische blasige Myringitis (Entzündung des Trommelfells) mit harmloser blutiger Otorrhoe gekennzeichnet, oft nach viraler tubugener Infektion des Mittelohres und des Trommelfells. Dabei kommt es zu typischer Blasenbildung und deren Ruptur im Bereich des Trommelfells.

Komplikationen der Otitis media acuta:
- Mastoiditis (Entzündung mit Einschmelzung der Luftgefüllten Mastoidzellen, s. u.)
- Labyrinthitis (fortgeleitete Entzündung des Innenohres mit den Symptomen Schwindel und Innenohrhörverlust, s. u.)
- Facialisparese (entzündlich bedingte Gesichtsnervenlähmung des N. facialis)
- Otogene Meningitis und Hirnabszess (Fortleitung und Durchbruch der Entzündung meist durch das dünne Paukenhöhlendach (Tegmen tympani) in die mittlere Schädelgrube
- Sinusvenenthrombose

Therapie: Solange eine bakterielle Superinfektion nicht wahrscheinlich erscheint (z. B. lediglich leichte Rötung des Trommelfells), kann auf eine Antibiotikagabe verzichtet werden. Dabei sollte jedoch eine engmaschige Kontrolle durch den HNO-Arzt erfolgen. Auf eine ausreichende Schmerztherapie durch systemische Analgetika (meist orale Gabe ausreichend) sowie die wichtige abschwellende Therapie (zeitlich begrenzte Gabe von alpha-mimetischen Nasentropfen oder Sprays) sollte geachtet werden. Zusätzlich wird bei bakterieller/eitriger Entzündung ein Antibiotikum in oraler Form für ca. eine Woche verabreicht.

Mastoiditis

Die Entzündung des Warzenfortsatzes stellt einen Notfall dar, der einer raschen Behandlung bedarf, da ansonsten schwerwiegende Komplikationen wie Meningitis oder Eiterdurchbruch nach intrakraniell folgen (Meningismus). Das klinische Bild der Mastoiditis setzt sich aus schmerzhafter retroaurikulärer teigiger Schwellung und Rötung sowie abstehender Ohrmuschel zusammen. Meist, aber nicht immer, geht ein Infekt des Mittelohres voraus (z. B. nicht antibiotisch behandelte Otitis media).

Zur Diagnosesicherung sollte immer eine Schläfenbein-CT durchgeführt werden, um das Ausmaß der Entzündung und den Grad der Einschmelzung der Knochenbälkchen der Mastoidzellen beurteilen zu können. Als Differenzialdiagnosen kommen eine Pseudomastoiditis, bei der es zu einer Fortleitung einer Gehörgangsentzündung durch Gewebsspalten im Bereich der Gehörgangshinterwand kommt, oder ein subkutan eingeschmolzener retroaurikulärer Lymphknoten in Betracht.

Therapie: In Ausnahmefällen alleinige hochdosierte antibiotische Therapie, falls noch keine Einschmelzung im Bereich der Mastoidzellen vorliegt. Meist muss im Sinne der Abszess-Drainage die chirurgische Entfernung des Entzündungsherdes erfolgen. Dies geschieht im Rahmen der Mastoidektomie (s. HNO-Operationen). Meist erfolgt im Rahmen desselben Eingriffes die Einlage eines Paukenröhrchens.

Otitis media chronica

Wir unterscheiden zwei Formen der chronischen Mittelohrentzündung.

Otitis media chronica mesotympanalis (syn., Otitis media perforata simplex, chron. Schleimhauteiterung)

Unter dieser Form der chronischen Mittelohrentzündung versteht man jedes permanente Loch im Trommelfell (hinter

dem Trommelfell befindet sich das Mesotympanon). Es muss daher nicht immer eine floride Entzündung vorliegen. Beim einfachen zentralen Trommelfelldefekt besteht nur eine Notwendigkeit zur Therapie bei Patientenwunsch, wobei dann ein chirurgischer Verschluss der Perforation erfolgt (Myringoplastik, Tympanoplastik, s. HNO-Operationen).
Bei rezidivierenden oder permanenten Entzündungen der Mittelohrschleimhaut erfolgt eine entsprechende antientzündliche und nach Abstrich (Antibiogramm) antibiotische lokale und/oder systemische Therapie. Bei ausgedehnten Entzündungen mit höhergradiger Beeinträchtigung des Hörvermögens wird die Durchführung einer Tympanoplastik mit gegebenenfalls durchzuführender Ossikuloplastik notwendig sein.

Die Ursachen der chron. mesotymp. Otitis media können sein: Trauma (Trommelfellperforation nach Knall- oder Explosionstrauma, Verletzungen durch Wattestäbchen, Aufschlagen auf Wasseroberflächen oder andere Schädeltraumata mit Frakturlinie durch das Trommelfell), rezidivierende Entzündungen mit immer wiederkehrender Perforation, Zustand nach Parazentese oder Einlage eines Paukenröhrchens.

Vor Therapie sind zur Diagnosesicherung neben der klinischen Beurteilung mittels Ohrmikroskopie, die Durchführung von Hörtests sowie die Befundung mittels Schläfenbein-CT erforderlich. Spezielle diffusionsgewichtete Sequenzen werden bei Verdacht auf Cholesteatom (s. u.) gemacht. Es ist darauf zu achten, bei Trommelfelldefekten keine Ohrspülungen durchzuführen sowie den Patienten darauf hinzuweisen, kein Wasser in die Ohren zu bringen.

Otitis media chronica epitympanalis (syn. Cholesteatom, chron. Knocheneiterung)

Diese Form der chronischen Mittelohrentzündung muss immer chirurgisch therapiert werden (Tympanoplastik), da ansonsten ein Durchbruch nach intrakraniell mit Todesfolge zu befürchten ist. Das Cholesteatom (auch Perlgeschwulst nach dem Pathologen Virchow) besteht aus epithelialen Hornlamellen (Matrix) sowie enzymatisch aktiver, den Knochen auflösender Perimatrix. Das Cholesteatom kann demnach alle Gehörknöchelchen auflösen und die gesamten Mittelohrräume bis ins Mastoid ausfüllen. Ein Einbruch in die Bogengänge (Bogengangsfistel, Schwindel bei Druck auf den Tragus durch direkte Stimulation des lateralen Bogenganges) oder in das Gehirn ist als Komplikation möglich.

Neben der angeborenen Form hinter intaktem Trommelfell (angeborenes oder genuines Cholesteatom, selten), spielt klinisch das erworbene Cholesteatom die Hauptrolle. Pathogenetisch entsteht es durch eine Minderbelüftung der Mittelohr- und Mastoidräume bei mangelhafter Tubenfunktion. Die Einziehung bzw. Trommelfellperforation beginnt meist im Bereich des Epitympanons und muss bei der Trommelfellmikroskopie sorgfältig gesucht werden.

Das Hauptsymptom ist die rezidivierende Otorrhoe (meist übelriechender Ohrausfluss, Pseudomonas-hältig). Hörverlust kann, muss aber nicht vorliegen, da die Schallübertragung auch über die mit den Gehörknöchelchen in Kontakt befindlichen Cholesteatom-Massen (Cholesteatom-Hörer) erfolgen kann. Eventuell kann sich das Cholesteatom auch mit einer Fazialisparese durch Einbeziehung des N. facialis in die entzündlich veränderten Cholesteatom-Massen bemerkbar machen.

Therapeutisch kommt ausschließlich die sorgfältige operative Entfernung sämtlicher Cholesteatom-Anteile im Rahmen einer Tympanoplastik mit oder ohne Mastoidektomie in Frage.

Otosklerose

Die Otosklerose ist eine nicht entzündliche Erkrankung des Mittelohres, die zu einer Versteifung der Gehörknöchelchenkette und damit zu einer Schall-Leitungs-Hörminderung führt. Die Ursache besteht in einer Verknöcherung im Bereich der Steigbügelfußplatte, aber auch ein Übergreifen auf die Schnecke bei Fortschreiten der Erkrankung ist möglich, womit eine Schall-Empfindungs-Schwerhörigkeit besteht. Die Erkrankung besteht oft auf beiden Ohren, meist jedoch unterschiedlich stark. Betroffen ist 1 % der Bevölkerung mit einer Häufung bei Frauen im Alter von 20–40 Jahren.
Die Ursachen sind unbekannt, vermutet werden neben genetischer Prädisposition eventuell Masernvirus-Infektionen und hormonelle Ursachen (vermehrtes Auftreten nach Schwangerschaft). Oft ist die Otosklerose von einem tieffrequenten Tinnitus begleitet. Patienten hören oft bei Störlärm (lautere Umgebung) besser (Paracusis Willisi), da der tieffrequente Störlärm weniger gut gehört wird und die Gesprächspartner im Umgebungslärm lauter sprechen.
In der Diagnostik typisch sind der negative Rinne-Versuch (ab 20 dB) sowie die Lateralisation ins betroffene Ohr beim Weber-Versuch. Außerdem ist der Stapedius-Reflex negativ. Im Tonaudiogramm zeigt die Knochenleitung bei 2 kHz (Resonanzfrequenz Trommelfell/Gehörknöchelchen) die typische Carhart-Senke.
Die Therapie erfolgt in Form einer mikrochirurgischen Ohroperation (Stapesplastik), bei der am langen Ambossschenkel eine Prothese angebracht wird, welche durch ein kleines gebohrtes Loch in der fixierten Steigbügelfußplatte die Schallübertragung von der Gehörknöchelchenkette ins Innenohr übernimmt.

Fazialisparese

Eine Gesichtslähmung kann teilweise oder komplett sein und wird in die 6 Grade nach House-Brackman eingeteilt.
Grad 1: normale Funktion, Grad 6: vollständige Parese. Dazwischen ist auf die Augenöffnung zur Einteilung zu achten: Grad 3: Augenschluss gerade noch möglich sowie auf die Asymmetrie des Gesichts in Ruhe: Grad 4: Ruhestellung normal.

Die Ursachen können sein:
zentral (Stirnast nicht betroffen, da die absteigenden Bahnen zentral kreuzen) → ad Neurologie
peripher (Stirnast betroffen) alle Pathologien sowie Traumata im Verlauf des N. facialis (innerer Gehörgang, **Mittelohr/Mastoid:** chron. Otitis media, Labyrinthitis, Mastoiditis), **Glandula parotis** (Tumor, Verletzung), **Syndrome** (z. B. Melkersson-Rosenthal-Syndrom: Lingua plicata, Cheilitis granulomatosa, Fazialisparese, Ramsay-Hunt-Syndrom (Zoster oticus, s. o.)), **Bell'sche Parese** (Idiopathische Fazialisparese, macht 75 % aller peripheren Fazialisparesen aus, gute Prognose mit über 80 % Heilung in wenigen Wochen).
Bei der traumatischen Fazialisparese wird die Sofortparese (primäre Fazialisparese, oft Durchtrennung des Nerven, schlechtere Prognose, Sofort-Dekompression kann nach entsprechender Bildgebung notwendig sein) von der Spätparese (sekundäre Fazialisparese, Auftreten der Lähmung mit einer Latenz von wenigen Tagen, z. B. durch Hämatom, bessere Prognose) unterschieden.

Innenohr

Das Innenohr besteht aus der Schnecke (Cochlea), die das Corti'sche Organ beinhaltet und für das Hören zuständig ist, sowie den Gleichgewichtsorganen (3 Bogengänge für die

Drehbewegungen und Sacculus und Utriculus für Schwerkraft und Linearbeschleunigung). Gemeinsam wird das Innenohr auch als Labyrinth bezeichnet (das häutige Labyrinth liegt im Felsenbein im knöchernen Labyrinth, dem härtesten Knochen des Menschen). Versorgt wird das Innenohr vom 8. Hirnnerven (N. vestibulocochlearis, bestehend aus N. cochlearis und N. vestibularis, die gemeinsam mit dem 7. Hirnnerven, dem N. facialis, im inneren Gehörgang verlaufen).

Tinnitus

Als Tinnitus wird jede Art von Ohrgeräusch bezeichnet. Dessen Wahrnehmung ist in seltenen Fällen (z. B. bei Glomustumoren/durchbluteten Tumoren oder beim myogenen Tinnitus durch Muskelzuckungen der Mittelohrmuskel) auch objektivierbar (vom Untersucher wahrnehmbar). Meistens wird das Ohrgeräusch jedoch nur vom Patienten selbst wahrgenommen. Lautstärke und Qualität bzw. Frequenz lassen sich daher nur indirekt über einen Vergleich (mittels Audiometer) mit angebotenen Tönen (Tinnitus-Match) bestimmen.

Da der Tinnitus als Begleitsymptom und Warnsignal vieler Erkrankungen des Mittelohres sowie des Innenohres auftreten kann, sollte eine umfassende Abklärung durch den HNO-Arzt durchgeführt werden. Dazu gehört der HNO-Status mit Ohrmikroskopie zum Ausschluss von Entzündungen und Tumoren des Gehörganges und des Mittelohres sowie eine tonaudiometrische Untersuchung (Hörtests) zur Diagnose eines begleitenden Hörverlusts. Ebenfalls anamnestisch sollte nach begleitenden Schwindelbeschwerden gefragt werden. Wichtig ist auch die Frage nach Medikamenteneinnahmen, da diese nicht selten Ohrgeräusche als unerwünschte Wirkungen beinhalten.

Vorangegangene Infekte können, oft auch in Verbindung mit Stress, zum Auftreten von Ohrgeräuschen führen. Dann findet

sich auch kein organischer Befund und der Tinnitus kann als funktionell bezeichnet werden.
Die Therapie des Tinnitus erfolgt ursachenbezogen, da bis heute keine gesicherten evidenzbasierten Therapieoptionen des rein cochleären Tinnitus existieren.
Das Ziel beim chronischen Tinnitus (bis 3 Monate spricht man vom akuten Tinnitus, von 3–12 Monaten vom subakuten Tinnitus, erst über ein Jahr nach Auftreten besteht ein chronischer Tinnitus) ist es, diesen möglichst wenig zu beachten und nicht negativ zu bewerten (kompensierter Tinnitus). Beim dekompensierten Tinnitus ist ein Psychologe und gegebenenfalls ein Psychiater zur supportiven medikamentösen oder verhaltenstherapeutischen Therapie zu konsultieren. Im Rahmen der Abklärung ist es wichtig, dem Patienten das Gefühl zu geben, in seinem Leidensdruck verstanden zu werden. Beruhigend wirkt für die meisten Patienten auch die Tatsache, keine schwerwiegende Erkrankung zu haben, sowie die Tatsache, dass sehr viele Menschen ein Ohrgeräusch haben.

Innenohrschwerhörigkeit

Mögliche Ursachen für eine Innenohrschwerhörigkeit (cochleäre oder sensorische Schwerhörigkeit bzw. Schall-Empfindungs-Schwerhörigkeit), bei der die Erkrankung in einer Funktionsstörung der Cochlea liegt, sind:

- Hörsturz: akuter, meist einseitiger Hörverlust entweder symptomatisch (z. B. Cerumen, Labyrinthitis, arterielle Hypertonie, Hyperlipidämie, Borreliose, Lues, Toxoplasmose, neurotrope Viren wie Herpes zoster, Mumps, HIV) oder idiopathisch (vaskulär? autoimmun? viral? Stress?). Ein Hörsturz ist ein diagnostischer und therapeutischer Eilfall, kein Notfall. Abwarten für 1–3 Tage sinnvoll, um eine Spontanheilung (häufig!) zu ermöglichen.

- Hereditäre Innenohrschwerhörigkeit (die angeborene Taubheit kommt mit einer Häufigkeit von ca. 1:1.000 vor, die häufigste Ursache dabei ist eine Genmutation im Connexin 26; dieses Protein ist für die Aufrechterhaltung des notwendigen Kalium-Gradienten in der Endolymphe zuständig. Bei Ausbleiben eines ausreichenden Spannungsgradienten kann kein Aktionspotenzial mehr stattfinden, somit unterbleibt die mechano-elektrische Kopplung im Bereich der inneren Haarzellen und dadurch die Fortleitung über den Hörnerv zum Hirnstamm und weiter zur Hörrinde).
- Lärmschwerhörigkeit ist ebenfalls eine häufige Form der Innenohrschwerhörigkeit. Dabei wird zwischen akuter Lärmeinwirkung (Knalltrauma – kurz im Millisekundenbereich mit besserer Prognose und Explosionstrauma – länger mit höheren Schalldrücken bis zur Zerreißung des Trommelfells und schlechterer Heilungstendenz) und chronischer Lärmeinwirkung unterschieden. Schon bei 8 Stunden ununterbrochener Lärmeinwirkung mit 80 dB kommt es zu einer irreversiblen Schädigung der inneren und äußeren Haarzellen.
- Im Rahmen von mechanischen Verletzungen (z. B. Schädelhirn-Trauma bei Sturz) kann die zugeführte mechanische Energie auf die Schnecke zu einer Innenohrschädigung führen, die als Commotio labyrinthi bezeichnet wird.
- Die Labyrinthitis, d. h. die Entzündung der Labyrinthanteile (Cochlea, Bogengänge, Utriculus, Sacculus), kann zu einer reversiblen (eher bei seröser Labyrinthitis im Rahmen von viralen Infekten) oder irreversiblen (bis zur Ertaubung) Schädigung der Innenohrfunktionen führen (bei bakterieller toxischer Labyrinthitis).

- Cochleäre Otosklerose: Vermutlich toxische Stoffwechselprodukte können bei Befall der Labyrinthkapsel außerhalb der Nische des ovalen Fensters zu einer progressiven cochleären Schwerhörigkeit führen.
- Immunassoziierte Innenohrschädigungen: z. B. Cogan-Syndrom (cochleovestibulärer Funktionsverlust mit interstitieller Keratitis, am häufigsten bei jungen Frauen im Alter von 20–30 Jahren); außerdem können die Wegener-Granulomatose oder die rezidivierende Polychondritis (neben der Ohrmuschelschädigung) zu einer Innenohrschädigung führen.

Presbyakusis

Die Altersschwerhörigkeit (Presbyakusis) betrifft jeden Menschen in unterschiedlichem Ausmaß je nach genetischer Anlage und Ansammlung verschiedener Noxen im Lauf des Lebens. Negativ auf das Hörvermögen im Alter wirken sich folgende Faktoren aus: Rauchen und andere Gifte, Medikamente, Erkrankungen, die zu einer Störung der Mikrozirkulation des Innenohres führen können, und Einwirkung von Schall in hoher Lautstärke.

Die ersten betroffenen Frequenzen sind die hohen Frequenzen, womit die Presbyakusis als Hochton-Schwerhörigkeit imponiert. Neben den abgestorbenen inneren Haarzellen, die die afferenten Hörimpulse an den Hörnerv weitergeben, gehen im Rahmen der Presbyakusis auch die äußeren Haarzellen zugrunde, die wichtige Aufgaben efferenter Natur besitzen. So dienen sie einerseits der Verstärkung eingehender leiser Schallimpulse, andererseits der Dämpfung sehr lauter Schallpegel. Somit weisen Patienten mit ausgeprägter Presbyakusis einen eingeschränkten dynamischen Bereich der Hörwahrnehmung auf (leise Töne werden nicht wahrgenommen und laute Töne als unangenehm).

Die Behandlung der Presbyakusis mittels Gentherapie befindet sich in der tierexperimentellen Forschungsphase.

Derzeit steht beim Menschen nur die Verordnung von Hörgeräten (konventionell oder implantierbar mittels Operation) zur Verfügung.

Schwindel

Ganz allgemein kann das Symptom „Schwindel“ als „fehlende Orientierung im Raum“ beschrieben werden.
Zur Orientierung (Detektion unserer Position im Raum) notwendig sind folgende Systeme, deren afferente Informationen im Gehirn zentral verarbeitet werden:

- Augen
- Gleichgewichtsorgan mit den 3 Bogengängen, Utriculus/Sacculus
- Propriozeptoren der muskulären Verbindungen der Halswirbel und im Bereich der Fußsohlen, Gelenke

Somit kann es bei Erkrankungen des Gehirns (zentraler Schwindel, z. B. Schlaganfall, Hirnblutung, Migräne, Tumoren), des Innenohres, der Augen, der Halswirbelsäule oder der peripheren Nerven (z. B. diabetische Neuropathie) zu Schwindelbeschwerden kommen.

Schwindel mit Richtungskomponente oder Drehbewegung („gerichteter Schwindel“) bezeichnet man als „systematischen Schwindel“, *engl. vertigo*. Demgegenüber wird ein Schwindel ohne Richtungskomponente oder Drehbewegung als „unsystematischer Schwindel“, *engl. dizziness,* bezeichnet. Der HNO-Schwindel ist fast immer ein gerichteter systematischer Schwindel.

Im Rahmen der **klinischen Abklärung von Schwindelbeschwerden** stehen neben der richtungsweisenden Anamnese folgende **Untersuchungsmethoden** zur Verfügung:

Romberg-Stehversuch: Der Patient steht mit ausgestreckten Armen und nach oben gedrehten Handflächen mit geschlossenen Beinen und geschlossenen Augen. Bei vestibulärem Ungleichgewicht zeigt sich eine Fallneigung zur kranken Seite.

Unterberger-Tretversuch: Die Haltung ist die gleiche wie beim Romberg-Stehversuch, zusätzlich werden die Knie möglichst hoch angehoben (am Stand gehen). Bei vestibulärem Ungleichgewicht erfolgt eine Drehung durch die notwendigen Ausgleichsschritte.

Kopfimpuls-Test/KIT (Halmagyi-Test, *engl. head-impulse-test):* Sehr sensitiver Test, der eine Unterfunktion der Bogengangs-Funktion durch Testung des **VOR** (**V**estobulo-**O**kulärer-**R**eflex) aufzeigt. Dazu soll der Patient einen Punkt fixieren und der Untersucher dreht schnell den Kopf jeweils um ca. 20 Grad auf eine Seite. Nur bei intaktem VOR kann das Auge fixieren und bleibt scheinbar still (es erfolgt eine Gegenbewegung der entsprechenden Augenmuskeln). Bei einer Unterfunktion des Vestibularapparates wird das Auge mit dem Kopf mitgedreht und es erfolgt die verspätete, unabhängig vom VOR ablaufende Gegenbewegung, die als „Rückstellsakkade" beobachtet wird.

Frenzelbrille: Zur Sichtbarmachung des Augenzitterns (Nystagmus, griechisch *nystein*-zittern). Diese Brille mit 15 Dioptrien verhindert, dass der Patient optisch fixieren kann und somit ein pathologisches Augenzittern unterdrückt. Ein Spontan-Nystagmus ist ein pathologisches Zeichen und muss bei Unklarheiten von einem Neurologen mitbegutachtet werden, um zentrale Ursachen auszuschließen.

Mittels **HINTS** (Akronym von **H**ead **I**mpulse-Test, **N**ystagmus, **T**est of **S**kew/vertikaler okularer Versatz) kann klinisch in den ersten Stunden der akuten Schwindelsymptomatik eine zentrale Schwindelursache (v. a. Schlaganfall) ausgeschlossen werden (skew-deviation und unauffälliger KIT oder auch wechselnder Blickrichtungsnystagmus, d. h.,

Nystagmus nach rechts bei Blick nach rechts und nach links bei Blick nach links oder up/down beat sprechen für eine zentrale Ursache). Der Nystagmus wird nach der Richtung der schnellen Rückstellsakkade bezeichnet und graduell nach dem Auftreten bei Blick in **Nystagmusrichtung** (Grad 1), bei Blick auch geradeaus (Grad 2) oder auch bei Blick in die Gegenrichtung (Grad 3, entspricht einer stärkeren Reizung oder einem höhergradigen Ausfall). Der **Ausfallsnystagmus** schlägt zur **anderen Seite** (memotechnisch: Aa), der Reiznystagmus zur betroffenen Seite (z. B. bei Labyrinthitis). Ein Nystagmus bei maximalem Blick auf eine Seite muss nicht pathologisch sein (Blickrichtungsnystagmus).
Die Prüfung der Augenbeweglichkeit und des Gangbildes kann den klinischen Eindruck vervollständigen.
Abschließend kann orientierend neurologisch mittels **Finger-Nase-Versuch** (bei geschlossenen Augen soll der Zeigefinger die Nasenspitze vom seitlich ausgestreckten Arm beginnend berührt werden) sowie mittels schneller Pro- und Supinationsbewegungen ein Kleinhirnschaden (z. B. Kleinhirninfarkt) suszipiert werden **(Dysdiadochokinese).**

Lagerungsschwindel

Der gutartige, anfallsartige Lagerungsschwindel (BPLS, benigner paroxysmaler Lagerungsschwindel) wird durch in die Bogengänge verirrte Otokonien (mikroskopisch kleine Kristalle der Makulaorgane Utriculus und Sacculus, die die sensorischen Zellen der Cupula-Organe der Bogengänge reizen) verursacht und äußert sich mit kurzen (halbe bis eine Minute) massiven Drehschwindelattacken, typischerweise beim Umdrehen (Lagerung) bzw. Wechsel der Kopflage. Die Kristalle gelangen entweder spontan oder nach Trauma in die Bogengänge, wobei am häufigsten (ca. 75 %) der hintere aufrechte Bogengang und seltener (ca. 20 %) der seitliche horizontale Bogengang betroffen ist. Der vordere obere

Bogengang ist nur sporadisch betroffen. Diagnostisch wegweisend ist der typische, akut durch Lagerung provozierbare gemischt horizotal-rotatorische Nystagmus. Es bestehen ansonsten keine Innenohrsymptome wie Hörminderung oder Tinnitus.
Das diagnostische Manöver für den hinteren Bogengang ist das Dix-Hallpike-Manöver, das in seiner Fortführung als Epley-Manöver zur Therapie genutzt werden kann.
Es existiert keine medikamentöse Therapie dieser harmlosen, aber für die Patienten sehr unangenehmen Schwindelanfälle. In den meisten Fällen sind die Anfälle selbstlimitierend bzw. nach wenigen Lagerungsübungen (Epley-Manöver, Barbecue-roll beim BPLS des lateralen Bogenganges) verschwunden.

Neuronitis vestibularis

Diese Erkrankung wird auch Neuropathia vestibularis oder **Vestibularisausfall** genannt. Es kommt dabei zu einem plötzlichen Ausfall der Information der Bogengänge meist einer Seite und daher zu einem massiven Drehschwindel ohne weitere Innenohrsymptomatik wie Hörminderung oder Tinnitus. Die Patienten zeigen einen massiven Drehschwindel mit Ausfallsnystagmus zur gesunden Seite sowie Übelkeit und Erbrechen. Als Ursache wird oft ein viraler Infekt vermutet, letztendlich bleibt sie unbekannt. Als Therapien werden systemische Kortisongabe und symptomatische antiemetische Medikamente empfohlen. Nach wenigen Tagen (durchschnittlich 2–4 Tage stationäre Behandlung notwendig) sollte frühzeitig mit Bewegung und Gleichgewichtstraining begonnen werden, um dem Gehirn die Möglichkeit zu geben, mit der Information vom gesunden Gleichgewichtsorgan den Ausfall zu kompensieren.

M. Menière

Bei dieser Erkrankung kommt es durch einen Endolymph-Hydrops im Labyrinth der Patienten zu einer plötzlichen Durchmischung der kaliumreichen Endolymphe mit der kaliumarmen Perilymphe und daher zu einem Zusammenbruch des Elektrolytgradienten. Dies äußert sich durch eine plötzlich einsetzende Drehschwindelattacke mit Erbrechen und Übelkeit sowie einer akuten Hörminderung und Tinnitus im Tieftonbereich. Nach der Attacke, die von ca. 20 Minuten bis zu etwa 3 Stunden dauern kann, kehrt das Hörvermögen wieder zurück, kann jedoch im Laufe der Jahre und nach vielen Anfällen bis zur Taubheit abnehmen. Die typische Menière-Trias (Drehschwindel, Tinnitus, Hörverlust im Anfall) stellt sich oft erst nach einigen Episoden ein.
Mittels spezieller MRT-Sequenz kann der Hydrops dargestellt werden. Die Therapie stellt sich ausgesprochen schwierig dar, da eine eindeutige Ursache der Erkrankung bis heute nicht gefunden werden konnte. Die therapeutischen Optionen reichen vom Setzen eines Paukenröhrchens, der Labyrinthanästhesie bis zu ausgedehnteren Ohreingriffen wie der Saccotomie (Eröffnung des Saccus endolymphaticus zur Entlastung des Endolymphhydrops).

Andere Ursachen im HNO-Bereich

Weitere mögliche Ursachen eines systematischen Schwindels mit peripher-vestibulärer Genese sind: cervikaler Schwindel, toxischer Schwindel (z. B. Medikamenten-induziert), Commotio labyrinthi (traumatisch bedingter Schwindel), Labyrinthitis (entzündlich bedingter Schwindel). Nicht selten zeigt die Schwindelsymptomatik peripher-vestibulärer Ursachen keine klare Abgrenzung zu zentralen Ursachen, weshalb die Beiziehung eines neurologischen Konsils im Zweifel großzügig gestellt werden sollte.

NASE/NASENNEBENHÖHLEN (NNH)

Die LEITSYMPTOME von Nasen/NNH-ERKRANKUNGEN, die anamnestisch und klinisch abzuklären sind:

- **Gesichtsschmerzen**
- **Nasensekretion (Rhinorrhoe)**
- **Behinderte Nasenatmung**
- **Riechstörung (Hyposmie, Anosmie)**

Epistaxis

Die Nase wird von den Stromgebieten der Arteria carotis externa (A. maxillaris und A. sphenopalatina) sowie der A. carotis interna (A. ophthalmica und Aa. ethmoidales anterior und posterior) versorgt. Durch die reichliche Gefäßversorgung kann es zu massiven Blutungsepisoden kommen. Der häufigste Ort des Nasenblutens ist der vordere Septumbereich (Locus Kiesselbachi). Häufige Ursachen sind Bluthochdruck, Einnahme von Blutgerinnungshemmern, lokale Entzündung oder Manipulation bzw. Schlag auf die Nase. Seltener ein Zustand nach Septumperforation, Tumoren oder internen Erkrankungen wie Leberfunktionsstörungen.
Als Erstmaßnahme sollte beim Auftreten von Nasenbluten der Kopf nach vorne gebeugt werden, da sonst Blut verschluckt wird und dies zu Übelkeit führt. Der Patient sitzt aufrecht und bekommt eine Eiskrawatte auf den Nacken gelegt. Zusätzlich müssen die Nasenflügel mechanisch komprimiert werden (am besten ein Taschentuch in die Nase einführen und mit Daumen und Zeigefinger beide Nasenflügel zudrücken. Da die Blutungszeit (Zeit bis zum Abschluss der primären Hämostase) ca. 5 Minuten beträgt, sollte mindestens so lange komprimiert werden.

Bei persistierender Epistaxis muss die Nasenhaupthöhle mittels abschwellender Einlagen abgeschwollen und inspiziert und, falls möglich, die Blutungsquelle mittels Elektrokaustik verödet werden. Falls keine singuläre Blutungsquelle ersichtlich ist, werden Tamponade-Ballone in die Nasenhöhle entlang des Nasenbodens eingeführt und aufgeblasen, um einen mechanischen Druck im gesamten Bereich der Nasenhaupthöhle zu erreichen. Dieser Ballon bleibt meist 48 Stunden in situ und wird dann entfernt.
Bei Insuffizienz der Ballontamponade besteht die Indikation zur operativen Blutstillung mittels Nasenendoskopie in Narkose. Dabei wird die Blutungsquelle aufgesucht und im Falle der posterioren Epistaxis die Eintrittsstelle der A. sphenopalatina von der Fossa pterygopalatina am hinteren Ende der mittleren Nasenmuschel in der Nasenhaupthöhle aufgesucht und verödet.

Formfehler der Nase und Nasenscheidewand

Veränderung der Nasenform kann posttraumatisch oder im Rahmen des normalen Wachstums erfolgen. Eine objektive Einschränkung der Nasenatmung tritt meist nur bei höhergradigen Pathologien auf. Es können jedoch auch geringgradige Nasenscheidewandverkrümmungen zu einer starken subjektiven Beeinträchtigung der Nasenatmung führen. Da bei einem nicht unerheblichen Anteil der Patienten mit subjektiver Nasenatmungsbehinderung eine regelrechte Fixierung auf das Symptom ohne deutliches anatomisches Substrat besteht, sollte immer vor der Indikation zu einer Operation eine symptomatische Therapie (z. B. mit nasalem Steroidspray) erfolgen. Einzelheiten zu den Operationen werden im Kapitel *Operationen im HNO-Bereich – Indikationen, Durchführung, Nachsorge, Komplikationen* ab S. 82 angegeben.

Als **objektive Messmethode der Nasenatmung** steht die **Rhinomanometrie** (RMM) zur Verfügung: Dabei wird der nasale Atemstrom gemessen und einerseits mit Normdaten verglichen, andererseits kann der Atemstrom vor und nach abschwellenden Einlagen verglichen werden. So kann ein übermäßiger Schleimhautfaktor nachgewiesen werden. Die RMM kann auch in der Allergiediagnostik im Rahmen der Provokationstestung angewandt werden. Die akustische Rhinometrie liefert zusätzliche Informationen bezüglich der Anatomie der Nase (z. B. Nasenklappe).

Septumperforation

Die Ursachen von Perforationen (Löchern) der Nasenscheidewand sind iatrogen (vorangegangene Nasenscheidewandoperation), ständiges Nasenbohren und/oder Entfernen von Krusten, sodass die Schleimhaut nicht abheilen kann, wodurch es zu einer dystrophischen Schädigung des Septumknorpels kommen kann, der danach im Bereich der Perforation zugrunde geht, Kokainmissbrauch oder auch ohne eruierbare Ursachen.
Die Septumperforation ist oft ein Zufallsbefund ohne Therapienotwendigkeit, sofern keine Beschwerden bestehen. Mögliche Symptome sind: rezidivierende Blutungen von den Perforationskanten, Verkrustungen, Nasenatmungsbehinderung durch Verwirbelungen sowie manchmal ein Pfeifgeräusch.
Die Therapie besteht entweder im Versuch mittels Silikon-Septumbutton, der in die Perforation ambulant eingesetzt wird, das Auslangen zu finden, oder es muss ein chirurgischer Verschluss im Rahmen einer Septumplastik durchgeführt werden. Am besten hat sich der beidseitige Schleimhautbrückenlappen nach Schultz-Coulon bewährt. Als Knorpelersatz dient z. B. ein Stück Ohrknorpel.

Nasenfremdkörper

Die typischen Symptome eines Nasenfremdkörpers sind einseitige nasale Sekretion und/oder Nasenatmungsbehinderung. Die Sekretion kann bei bakterieller Superinfektion eitrig sein, manchmal auch blutig (DD selten Tumor). Meist sind die Patienten kleine Kinder. Sollte die Nasenuntersuchung – auch mit Endoskop – keinen Fremdkörper ergeben, die Anamnese aber diesen sehr wahrscheinlich macht, sollte die Exploration in einer kurzen Narkose/Sedierung erfolgen.

Weichteilverletzungen (Nase/Gesicht)

Verursacht durch Schnitt-, Riss- oder Bissverletzungen etc. mit oder ohne knöcherne Frakturen. Bei Hundebiss besteht die Gefahr der Infektion (Anaerobier, Staphylokokkus aureus). Es ist darauf zu achten, die Wunde nach Inspektion ausführlich zu reinigen, auf den Tetanus- und Tollwutschutz (bei Hunden) zu achten. Die chirurgische Wundversorgung erfolgt möglichst gewebsschonend als schichtweiser Wundverschluss mit spannungsfreier Adaptation der Wundränder.

Nasenbeinfraktur

Die Fractura nasi stellt eine häufige Mittelgesichtsfraktur dar. Sie kann verschoben oder unverschoben sein, wobei die Diagnose mittels konventionellem Röntgen der Ossa nasalia erfolgt. Durch Palpation des Nasenrückens können Stufen und/oder Krepitationen festgestellt werden. Immer muss das Nasenseptum mittels Spekulum kontrolliert werden, um ein Septumhämatom auszuschließen. In diesem Fall muss das Hämatom inzidiert und eine Lasche eingelegt sowie eine Nasentamponade gesetzt werden. Sollte eine verschobene Fraktur vorliegen, kann die Reposition empfohlen werden, sofern der Nasenrücken nicht zu sehr geschwollen erscheint, da sonst die Beurteilung des Nasenprofils erschwert ist. Ein

Abwarten um einige Tage kann somit notwendig werden, bis mittels kalter Umschläge die Schwellung zurückgegangen ist. Jedoch muss darauf geachtet werden, dass eine Reposition nicht später als eine Woche (max. 10 Tage!) nach dem Trauma erfolgt, da sonst die Frakturkanten bereits fixiert sind und die Reposition kaum von Erfolg sein wird. Der Eingriff kann prinzipiell in Lokalanästhesie erfolgen und nur bei sehr ängstlichen Patienten und Kindern in Vollnarkose. Bei Durchführung in Lokalanästhesie wird die Nase z. B. mittels Lidocain/Ephedrin-Watte eingelegt und im Bereich der Bruchkante und der Ossa nasalia mittels Xylanest 1 % mit Vasokonstriktor ca. 1–2 ml eingespritzt und etwa 5 Minuten abgewartet. Danach wird mit einem Elevatorium nach Entfernung der Wattetupfer die Nase durch Druck von innen und von außen in die richtige Richtung gedrückt. Abschließend wird eine Nasenschiene für eine Woche angelegt und ein Schnäuzverbot verordnet.
Zur Aufklärung des Eingriffes gehört immer die Mitteilung, dass der Erfolg nicht garantiert werden kann. Sollte ein Schiefstand bestehen bleiben, kann eine Rhinoplastik jedoch erst nach vollständiger Verknöcherung durchgeführt werden (frühestens nach einem ¾ Jahr).

Nasenfurunkel

Durch eine bakterielle Infektion der Nasenhaare im Vestibulum nasi (Vibrissae), meist durch Staphylokokken oder Streptokokken, kommt es zu einer Rötung und eventuell eitrigen Einschmelzung im Bereich der Nasenspitze und/oder in den umgebenden Weichteilen von Lippe und Wange. Es besteht die Gefahr einer Keimverschleppung ins Schädelinnere (Gefahr der Meningitis bzw. des Hirnabszesses) über die V. angularis (Endast der V. facialis im medialen Augenwinkel; Fortleitung über V. ophthalmica zum Sinus cavernosus). Daher besteht ein absolutes Verbot der Manipulation,

eine Ruhigstellung der Lippen durch Sprechverbot und weiche Kost kann erforderlich werden.
Als Therapie ist die hochdosierte Staphylokokken-gezielte Antibiotikatherapie, die über einen Zeitraum von mindestens 1 Woche erfolgen sollte, indiziert.

Rhinosinusitis

Die Nasenhaupthöhle ist mit den Nasennebenhöhlen verbunden, wodurch eine isolierte Rhinitis oder Sinusitis selten vorkommt (daher der Begriff der Rhinosinusitis). Die **Hauptsymptome der Rhinosinusitis** sind: **Schmerzen** im Bereich der Nasennebenhöhlen (Stirnhöhle – Stirn, Kieferhöhle – Oberkiefer, Siebbeinzellen – zwischen den Augen, Keilbeinhöhle – in den Hinterkopf ausstrahlend), **rinnende Nase** (Rhinorrhoe), **Nasenatmungsbehinderung** (Obstruktion), **Riechverlust.**
Die gesunde Schleimhaut der Nase und der Nasennebenhöhlen hat als Hauptaufgabe die **Klimatisierung** der Atemluft (Erwärmung, Befeuchtung bei der Einatmung und Rückgewinnung von Wärme und Feuchtigkeit bei der Ausatmung) und **Reinigung.** Die Nasennebenhöhlen sind normalerweise gut belüftet und mit regelrechtem mehrreihigem Flimmerhaarepithel besetzt, dessen Zilienschlag das physiologische Sekret in Richtung Epipharynx transportiert. Dort wird das Sekret mit den teilweise schon durch die in der Schleimhaut residierenden Abwehrmechanismen (Interleukine, Immunglobuline etc.) abgetöteten Krankheitserregern in den Magen transportiert und von der Salzsäure endgültig eliminiert.
Eine weitere wichtige Funktion der Nase betrifft den Geruchssinn (s. *Anosmie* auf S. 52). Außerdem spielt die Nase eine Rolle in der Artikulation: Als Rhinophonia clausa wird der Stimmklang bei verringertem nasalem Anteil bezeichnet (Extrem: komplett verschlossene Nase) und als Rhinophonia aperta ein vermehrter nasaler Stimmklanganteil bei Insuffizienz des Gaumensegelverschlusses (z. B. Gaumensegellähmung).

Rhinitis acuta

Der akute Schnupfen kann verschiedene Ursachen haben. Die häufigste Ursache ist die viral bedingte Rhinitis durch Rhinoviren o. ä. Erreger. Die Übertragung erfolgt durch Tröpfchen- oder Schmierinfektion entweder durch direktes Anhusten oder Anniesen oder über Hand-Gesichtskontakt. Daher soll zur Minimierung der Übertragung häufige Händehygiene betrieben werden. Weitere Ursachen sind: allergische Genese, trockene Luft, Medikamentenneben-wirkungen, hormonelle Veränderungen (z. B. in der Schwangerschaft), oder es sind keine Ursachen auffindbar (idiopathische Rhinitis, veraltet: vasomotorische Rhinitis).
Die ersten Symptome werden verursacht durch eine dünnflüssig-schleimige (katharrhalische) Sekretion, die bei bakterieller Superinfektion in eine eitrige (purulente) Sekretion übergeht. Es liegt dann immer eine Mitreaktion der Nasennebenhöhlen und somit eine Rhinosinusitis vor.
Als Therapiemaßnahmen bieten sich die Identifizierung und die Elimination des auslösenden Agens an. Zusätzlich kann für kurze Zeit die Schwellung der Nasenschleimhaut mittels abschwellenden Nasensprays reduziert werden.
Differenzialdiagnostisch sollte bei unklarer, meist einseitiger wässriger Sekretion aus der Nase an eine Rhinoliquorrhoe gedacht werden, die nach Traumata, Schädelbasiseingriffen, aber auch spontan auftreten kann. Diagnostisch wird im gesammelten Nasensekret β-trace-Protein nachgewiesen.

Rhinitis allergica

Die allergische Rhinitis wird in die intermittierende Form (Symptome < 4 Tage/Woche ODER < 4 Wochen/Jahr) und die persistierende Form (Symptome > 4 Tage/Woche UND > 4 Wochen/Jahr) eingeteilt. Anamnestisch wird nach dem Zeitpunkt der **typischen Allergiesymptome (verstopfte und rinnende Nase, Juckreiz und Niesen)** gefragt. Frühblüher: Hasel (Dez./Jän., ab 5 °C Pollenfreisetzung), Erle

(Jän./Febr., ab 10 °C), Birke (Febr./März/April, ab 15 °C), Gräser: Mai/Juni/Juli, Unkräuter (z. B. Beifuß, Ragweed): August/September.
Ganzjahresallergene sind Hausstaubmilbe und Tierhaarallergene.
Diagnostisch wird nach der Anamnese, die bereits wichtige Hinweise auf das Vorliegen einer Allergie gibt, ein Hauttest durchgeführt (Pricktest – mit Induktion von Quaddeln am Unterarm). Hierzu werden Tropfen von Allergenlösungen aufgebracht und mittels Einmallanzetten die Haut minimal angestochen. Das Ergebnis kann nach 15 Minuten abgelesen werden.
Zusätzlich wird eine Blutuntersuchung (RAST-Test) durchgeführt: Das spezifische IgE auf ausgewählte Allergenkomponenten gibt Auskunft über die Schwere der Sensibilisierung. Entscheidend für die Therapie ist aber immer die individuelle Symptomlast.
Als Therapieoptionen stehen Karenzmaßnahmen (beschränkt, v. a. Encasing bei Hausstaubmilbenallergie), symptomatische Maßnahmen (v. a. Kortison-Nasensprays) und die SIT (Spezifische Immuntherapie) als einzige kausale Therapieformen zur Verfügung. Bei der SIT werden ansteigende Mengen an Allergenen subkutan oder sublingual dem Patienten zugeführt, mit dem Ziel, eine Toleranz gegen die Allergene zu induzieren. Durch die frühzeitige Indikation zur SIT kann das Fortschreiten der allergischen Rhinitis zum allergischen Asthma bronchiale verhindert werden. Die Immuntherapie sollte zumindest 3 Jahre durchgeführt werden und kann ab dem 5. Lebensjahr verabreicht werden. Die Verträglichkeit sowie die Wirksamkeit sind ausgezeichnet (höchste Wirksamkeit bei Insektengiften und Pollen, gefolgt von Hausstaubmilben und Tierhaaren). Die sublinguale Tropfentherapie muss täglich, die subkutane Therapie nach der wöchentlichen Aufdosierung (ca. 8 x) etwa alle 6 Wochen verabreicht werden.

Rhinitis chronica

Persistierende Beschwerden wie Nasenatmungsbehinderung, Sekret- und Schleimbildung, Verkrustungen müssen immer mittels Nasenendoskopie und meist zusätzlichen bildgebenden Verfahren wie NNH-CT abgeklärt werden, um eine Erkrankung der Nasenhöhle und der Nasennebenhöhlen auszuschließen (z. B. granulomatöse Entzündungen wie M. Wegener). Neben chronischen Noxen (Staub, Allergene, mechanische digitale Manipulation, Medikamente) können auch rein anatomische Fehlbildungen wie eine Septumdeviation oder vergrößerte Nasenmuschel die Beschwerden verursachen.

Sinusitis acuta

Die akute Entzündung der Nasennebenhöhlen präsentiert sich mit folgenden Symptomen: Druckschmerzen über den entsprechenden NNH: Kieferhöhlen, Stirnhöhlen, Siebbeinzellen (Nase, mediale Augenwinkel), Keilbeinhöhle (ins Hinterhaupt ausstrahlend), verstopfte Nase und eitrige Sekretion bei Superinfektion mit deutlichem Krankheitsgefühl und Kopfschmerzen (typisch Vorbeugekopfschmerz) sowie eventuell Fieber. Im HNO-Status ist die eitrige Sekretion meist im Bereich des mittleren Nasenganges (Hauptausflussweg aus den Nebenhöhlen) zu finden. Beim Vollbild der Erkrankung ist die Gabe eines Antibiotikums mit Wirkung auf die häufigsten Keime der Sinusitis (Streptokokken, Hämophilus influenza, Moraxella catarrhalis) notwendig. Immer sind abschwellende Nasentropfen oder -sprays (Alpha-Mimetika) sowie analgetische Substanzen indiziert.

Sinusitis chronica

Wenn Beschwerden einer Sinusitis länger als 3 Monate vorliegen, spricht man von einer chronischen Entzündung (chron. Rhinosinusitis-CRS). Obwohl dies auch (v. a. bei rezidivierenden Infekten) infektiös bedingt sein kann, liegt bei der klassischen chronischen Sinusitis eine immunologische, nicht-infektiöse Erkrankung unbekannter Ätiologie vor, die von der Polyposis nasi (CRSwNP – chron. Rhinosinusitis mit/with nasaler Polyposis) bis zur CRSsNP (Sinusitis ohne/sine Polypen) reicht. Ein höherer Anteil an nasalen Polypen geht meist mit einer höheren Einschränkung der Lebensqualität sowie häufigeren Therapieversagern und Rezidiven einher.

Die Diagnose umfasst immer eine Nasenendoskopie nach Abschwellen der Schleimhäute (wie bei den meisten rhinologischen Fragestellungen). Dabei wird der nasale Polypenscore erfasst (0 – keine, 1 – oberhalb des Unterrandes der mittleren Nasenmuschel, 2 – unterhalb des Unterrandes der mittleren Nasenmuschel, 3 – bis zum Unterrand der unteren Nasenmuschel reichend oder medial der mittleren Muschel, 4 – den Nasenboden erreichend mit kompletter Obstruktion der Nasenhöhle). Wenn keine Polypen vorliegen, wird der Bereich lateral der mittleren Nasenmuschel (Infundibulum/Processus uncinatus) auf Schleimhautschwellungen bzw. Ödeme untersucht sowie die Nasenmuschel (untere, mittlere – Hinweis auf eine Concha bullosa – luftgefüllte mittlere Nasenmuschel?). Besteht Unklarheit bezüglich des tatsächlichen Zustandes der NNH, kann nur eine Computertomografie Aufschluss geben (NNH-CT). Diese ist auch Voraussetzung für eine eventuelle operative Sanierung der CRS (FESS, s. S. 85).

Vor der Durchführung chirurgischer Maßnahmen sollte immer eine konservative Therapie versucht werden. In erster Linie kommen dafür nasale Kortikosteroide (Nasensprays) sowie orale Steroide in Betracht. Orale Steroide sollen immer morgens in der gesamten Tagesdosis rezeptiert werden, da hier die körpereigene Kortisonproduktion am höchsten ist und somit die negative Rückkopplung der Hypophysen-Nebennierenrindenachse am geringsten ist. Als Richtwert gilt die Dosis von 1 mg/kgKG täglich über eine Woche. Dies kann etwa 4 x/Jahr verordnet werden. Bei höherer/längerer Dosierung wird eine entsprechende seltenere Verordnung erfolgen. Die Kortisondosis über der Cushing-Schwellendosis von 7,5 mg muss erst bei einer Gabe länger als 2–3 Wochen ausgeschlichen werden, da es aufgrund der Nebennierenrindenatrophie sonst zu einer Unterversorgung des Körpers mit Kortison kommen kann. Neue monoklonale Antikörpertherapien, die zielgerichtet gegen Entzündungsprodukte (Interleukin 4/5/13) oder deren Rezeptoren gerichtet sind, werden neuerdings neben der Behandlung des Asthma bronchiale auch für die Behandlung von Patienten mit chronischer Sinusitis mit Polypen eingesetzt. Die Indikation zu den Antikörpertherapien sollte aufgrund der hohen Kosten (Dauertherapie alle 2–4 Wochen) streng gestellt werden. So muss vorher eine operative Sanierung (FESS) stattfinden und alle konservativen Maßnahmen (intranasale und orale Kortikosteroide) müssen ausgeschöpft werden.

Mukozele

Schleim (Mukus)-gefüllte Zysten im Bereich der Nasennebenhöhlen entstehen durch Abflussbehinderung des natürlichen Schleimabtransportes durch folgende mögliche Ursachen:

- postentzündlich (nach rezidivierenden Entzündungen)
- postoperativ (nach vorangegangener FESS)
- posttraumatisch oder
- idiopathisch

Durch die Inkompressibilität von Flüssigkeiten werden Mukozelen meist durch Schwellungen im Bereich des Gesichts symptomatisch. Stirnhöhlen-Mukozelen präsentieren sich als halbkugelige Schwellungen im Bereich der Stirn, Kieferhöhlen-Mukozelen können auch erst durch einen Hochstand eines Auges auffallen. Die Diagnostik beinhaltet immer eine NNH-CT, die Therapie besteht in der chirurgischen Drainage der Mukozele im Rahmen eines FESS-Zuganges.

Anosmie

Der menschliche Geruchssinn ist im Gegensatz zu früheren Annahmen hochempfindlich und wichtig, um Gefahren (austretendes Gas, Rauch, Feuer, verdorbene Lebensmittel) wahrzunehmen. Vor allem die Lebensqualität (Wahrnehmung von Speisen und Getränken, aber auch der Natur und anderer Menschen) leidet deutlich unter einem eingeschränkten Geruchssinn. Als Teil der chemischen Sinne (Riechen, Schmecken, trigeminale Wahrnehmung) vermittelt der Geruchssinn vor allem auch den Feingeschmack beim Essen und Trinken. Hierbei wird der Verlust oft zuerst bemerkt. Der Verlust des Geruchssinns (Anosmie – kompletter Verlust, Hyposmie – teilweiser Verlust) kann Ursachen im Bereich der Nase (verringerte Zuleitung der Duftstoffe bei Verlegung der Riechspalte, aber auch direkte Schädigung der Riechnervenzellen durch virale Entzündungen, Allergien oder Toxine) oder im Bereich des ZNS (z. B. Trauma, Tumoren) haben. Daher ist die komplette HNO-Untersuchung mit spezifischer Anamnese (Infekt, Trauma, Sinusitis, Medikamente) und Nasenendoskopie notwendig. Im Rahmen der weiterführenden Diagnostik können bildgebende Verfahren (Schädel-MRT, NNH-CT) notwendig werden. Die alleinige Befragung über das Riechvermögen führt oft zu unzureichenden Ergebnissen, da die subjektive Selbsteinschätzung meist nicht mit der tatsächlichen Riechleistung korreliert. Die Quantifizierung des Riechvermögens erfolgt mithilfe validierter Testmethoden (z. B. Sniffin' Sticks, Riechstifte; für Gutachten stehen objektiv ableitbare olfaktorisch evozierte Potenziale/EEG-Ableitung nach computergesteuerter Duftstoffdarbietung ohne trigeminale Reizung durch Olfaktometer-Schalttechnik nach Kobal zur Verfügung). Der Kernpunkt der Diagnostik ist die Differenzierung sensorineuraler Riechstörungen (Riechnervenzellen, Riech-

hirn-zentralnervöse Strukturen) von konduktiven Riechstörungen (Blockade, z. B. Polyposis nasi), obwohl auch Mischformen vorliegen können.
Eine Besonderheit der primären olfaktorischen Rezeptorneurone ist deren Fähigkeit zur Regeneration, die von den Basalzellen des Riechepithels im Nasendach (obere, Ansatz mittlere Muschel und Septum) ausgeht. Somit ergibt sich auch die Möglichkeit, die Regeneration mithilfe eines strukturierten Riechtrainings (2 x tgl. zumindest 2 Minuten an 4 Duftölen riechen) zu unterstützen. Alle weiteren Therapien (z. B. Operation oder systemische Kortisongabe) richten sich nach der zugrundeliegenden Erkrankung.

Parosmie

Darunter versteht man die verfälschte Wahrnehmung von Gerüchen (Phantosmie: Wahrnehmung von Gerüchen ohne Vorliegen einer Duftquelle). Eine Parosmie kann bei allen Formen von Riechstörungen auftreten und wird auch von bis zu 4 % der Normalbevölkerung zeitweise bemerkt. Am häufigsten kommt sie bei der postinfektiösen Riechstörung vor, hier insbesondere seit 2020 im Rahmen einer Infektion mit SARS-CoV-2. Es hat sich in Studien gezeigt, dass sowohl die COVID-19-bedingte Riechstörung als auch die damit oft einhergehende Parosmie eine gute Prognose haben. Trotzdem zeigen etwa 10 % der mit dem Virus infizierten Personen einen längerfristigen (1 Jahr und länger) Riechschaden, der in den meisten Fällen im Bereich der Hyposmie und nur selten in dem der Anosmie liegt. Auch die Häufigkeit des Riechverlusts ist von 60–80 % der ursprünglichen Variante auf etwa 15 % der Omikron-Variante gesunken. Als einzige Therapie kann derzeit das strukturierte Riechtraining (s. o.) angeboten werden.

Tumoren der Nase/Nasennebenhöhlen

Tumoren der Nase und Nasennebenhöhlen sind selten und betreffen z. B. das invertierte Papillom (primär gutartig mit Entartungsneigung) oder auch bösartige Plattenepithelkarzinome oder andere Entitäten (z. B. Adenokarzinome bei Holzstaubbelastung). Anamnestisch sind die oft einseitige Nasenatmungsbehinderung und fötide Sekretion oder einseitiges Nasenbluten als Warnzeichen anzusehen. Die Diagnostik beinhaltet neben der Nasenendoskopie die Computertomografie und Magnetresonanztomografie, um sowohl die Tumorbeteiligung am Knochen (CT) als auch in den Weichteilstrukturen (MRT) genau klassifizieren zu können.
Als Therapieoptionen stehen chirurgische Verfahren oder die Radio-Chemotherapie zur Verfügung. Dazu zählen endoskopische Zugänge oder je nach Ausdehnung Zugänge von außen (laterale Rhinotomie) oder komplett exzidierende Verfahren (Rhinektomie, eventuell mit Lappenrekonstruktion).

NASOPHARYNX

Adenoide Vegetationen

Die durch Adenoide Vegetationen (auch „Polypen" – damit ist nicht die Polyposis nasi/chronische Sinusitis gemeint) verursachten Krankheitsbilder und Beschwerden sind vielfältig und betreffen v. a. Kinder im Alter von 3–6 Jahren. Es kommt zu einer hyperplastischen Vergrößerung der Rachenmandeln (Tonsilla pharyngea, Adenoide) im Epipharynx mit den direkten Folgen einer Nasenatmungsbehinderung und somit chronischen Mundatmung sowie einer Belüftungsstörung des Mittelohres. Außerdem kann es zu rezidivierenden Entzündungen (Adenoiditis) mit Verstärkung der Beschwerden und begleitenden Lymphknotenschwellungen am Hals kommen (reaktive Lymphadenitis).

Die Belüftungsstörung des Mittelohres führt meist zu einer chronischen Mittelohrentzündung mit Erguss (SMT – Seromukotympanon, *engl. Otitis media with effusion).* Durch einen Unterdruck in der Paukenhöhle aufgrund mangelnder Öffnung der Tuba auditiva sondert die Mittelohrschleimhaut Flüssigkeit ab. Somit kommt es bei den betroffenen Kindern zu einer Schallleitungs-Schwerhörigkeit und Problemen bei der auditorischen Wahrnehmung mit verzögerter Sprachentwicklung.
Die chronische Mundatmung wiederum hat durch den fehlenden Zug der Zunge am Gaumen (klebt bei geschlossenem Mund normalerweise am harten Gaumen) Auswirkungen auf die Kieferentwicklung mit Zahnfehlstellungen und außerdem wird die Kariesbildung gefördert.
Die betroffenen Kinder leiden durch die teilweise massive Nasenatmungsbehinderung und das Schnarchen an einem beeinträchtigten Schlaf mit folgender Tagesmüdigkeit und allgemeiner Entwicklungsverzögerung.
Die diagnostischen Maßnahmen sind in erster Linie die Beobachtung des Kindes (facies adenoidea - offener Mund), die Nasenendoskopie sowie die Durchführung von Hörtests (Audiometrie, Tympanometrie).
Therapeutisch kann eventuell kurzfristig mittels abschwellender Nasentropfen Erleichterung verschafft werden, letztendlich profitieren die Kinder am meisten von einer Adenotomie (eventuell kombiniert mit Parazentese/Einlage eines Paukenröhrchens).

Juveniles Nasenrachenfibrom

Diese Erkrankung betrifft ausschließlich männliche Jugendliche und geht neben den Symptomen der Nasenatmungsbehinderung und Mittelohrbelüftungsstörung mit rezidivierenden Epistaxis-Episoden einher. Der gut vaskularisierte gutartige Tumor des Nasenrachens kann lokal destruierend bis in die Schädelbasis einwachsen und muss deshalb rechtzeitig chirurgisch entfernt werden. Dies gelingt am besten nach präoperativer Embolisation der interventionellen Radiologie.

Epipharynxkarzinom

Dieser maligne Tumor des Erwachsenenalters präsentiert sich nicht selten primär mit dem Symptom einer einseitigen Schallleitungs-Schwerhörigkeit aufgrund der Verlegung eines Tubenostiums und nachfolgendem Mittelohrerguss. Daher ist bei einer einseitigen Belüftungsstörung des Mittelohres immer eine Nasenendoskopie durchzuführen. Ebenfalls neigt das Epipharynxkarzinom zu frühzeitiger lymphogener Metastasierung in die zervikalen Lymphknoten des seitlichen Halsdreiecks. Diese Lymphknotenschwellung wird oft zuerst von den Patienten bemerkt.
Die Diagnose sichert die transnasale Biopsie mittels Endoskopie nach Abschwellen der Nase mittels Lidocain/Ephedrin-Einlage. Die Therapie des Nasopharynxkarzinoms ist meist die primäre Radiotherapie.

MUNDHÖHLE

Herpes labialis

Eine Infektion mit Herpes-simplex-Viren kann sich durch rezidivierende Rötungen/Schwellungen und typische Bläschen an den Lippen mit Spannungsgefühl zeigen. Als Lokaltherapie wird eine virustatische Salbe und bei ausgeprägtem, oft rezidivierendem Befund eine systemische Gabe mit Virustatika empfohlen. Die Übertagung der Viren erfolgt durch Speichelkontakt, die Seropositivität mit HSV 1 beträgt in der Bevölkerung etwa 90 %.

Mundsoor

Weißliche, abwischbare, eventuell blutende Beläge sind typisch für Candida-albicans-Überwucherungen der Mundschleimhaut bei Patienten mit Immundefizienzen wie z. B. bei Diabetes, Kortisontherapie, oder bei allgemeiner Schwäche aufgrund von Erkrankungen. Sofern keine systemischen Komplikationen oder ausgeprägte Mitbeteiligung benachbarter Bezirke (z. B. Ösophagitis mit Schluckbeschwerden) vorliegen, reicht die Lokaltherapie mit Mykostatika (z. B. Mundspülungen).

Habituelle Aphthen

Diese Form der Aphthen sind nicht infektiöse Schleimhautulzerationen unterschiedlicher Größe (Minor-Aphthen wenige mm, Major-Aphthen bis ca. 1 cm im Durchmesser) im Bereich der Mund- und Lippenschleimhaut sowie im Bereich der Gaumenbögen, die rezidivierend unter Stress auftreten und starke Schmerzen verursachen können. Meist genügen lokale schmerzstillende und adstringierende Lösungen, da die Veränderungen selbstlimitierend sind und meist folgenlos abheilen. Bei unklarem Verlauf oder Wunsch nach Abgrenzung zu syndromalen Aphthen (z. B. Morbus Behcet – rheumatische Erkrankung mit Uveitis, Balanitis und Aphthen) sollte eine Biopsie erfolgen.

Gingivostomatitis

Gingivostomatitis herpetica (Stomatitis aphthosa)

Erstmanifestation einer Herpes-simplex-Infektion im Kindes- und Jugendalter. Fieber, Bläschen und Erosionen der Mundschleimhaut, Rötung der Gingiva, Foetor ex ore, Sialorrhoe. DD bei schwerer Verlaufsform: Erythema exsudativum multiforme (auch als Arzneimittelnebenwirkung). Die Zweitmanifestation einer Herpes-simplex-Infektion ist der Herpes simplex labialis.

Akute nekrotisierende und ulzerierende Gingivitis

Bakterielle Entzündung (Borrelia vincenti und fusiforme Stäbchen bei schlechter Mundhygiene) mit Ulzerationen und grau-schmierigen Belägen, leicht blutender Schleimhaut und freiliegenden Zahnhälsen. Starke Schmerzen, Foetor ex ore.

Immunologische Erkrankungen mit Veränderungen der Mundschleimhaut (Behandlung durch die Dermatologie)

Morbus Behcet

Aphthen der Mundschleimhaut, aphthöse Genitalulzera, Augenbeteiligung mit Uveitis oder Iridozyklitis, eventuell auch Arthritis, Thrombophlebitis, gastrointestinale Beschwerden.

Lichen ruber planus

Typische Wickham-Streifen (feine weiße retikuläre Streifen der Wangenschleimhaut). Bei Vorliegen leicht erhabener Erosionen **(Lichen ruber erosivus)** muss regelmäßig kontrolliert werden, da ein Plattenepithelkarzinom entstehen kann (fakultative Präkanzerose).

Glossitis

Entzündungen der Zunge können lokale Ursachen haben oder als Ursache systemische Erkrankungen haben (z. B. Scharlachzunge, Hunter-Glossitis bei perniziöser Anämie). Meist fehlt die typische Verhornung durch die fehlenden Papillae filiformes der Zunge, die Zunge erscheint glatt und gerötet. Typische Symptome sind Schmerzen/Zungenbrennen, Geschmacksstörungen, Mundtrockenheit.

Weitere Veränderungen der Zungenoberfläche

Landkartenzunge (Lingua geographica)

In umschriebenen, unregelmäßig geformten, teilweise wandernden Arealen der Zunge kommt es zu einer Abschilferung der Papillae filiformes. Harmlos, selten treten Zungenbrennen und Geschmacksstörungen auf.

Faltenzunge (Lingua plicata)

Harmlose hereditäre Veränderung ohne Krankheitswert. DD: Melkersson-Rosenthal-Syndrom (Trias bestehend aus peripherer Fazialisparese, rezidivierenden Gesichts- und Lippenschwellungen und Lingua plicata), Glossitis interstitialis bei tertiärer Lues, vergrößerte Zunge bei Akromegalie.

Schwarze Haarzunge (Lingua villosa nigra)

Schwarz-gräulicher Belag des Zungenrückens durch Hyperkeratose der Papillae filiformes. Kann durch verschiedene Noxen ausgelöst werden wie z. B. übermäßigen Gebrauch von Mundspüllösungen oder Nikotinabusus. Manchmal auch durch Stoffwechselstörungen wie Diabetes mellitus oder Vitaminmangel ausgelöst.

Glossitis rhombica mediana

Am Übergang Zungenkörper/Zungengrund Erhebung ohne Papillenbelag durch embryonale Entwicklungsfehlbildung der Zunge. DD: Candida-Infektion.

Burning Mouth Syndrome (BMS)

Darunter versteht man Missempfindungen im Bereich der Zunge bzw. der Mundhöhle, eventuell mit Geschmacksstörungen einhergehend ohne morphologisches Substrat. Oft ohne fassbare Ursache (primäres BMS). Weitere mögliche

Ursachen: Hormonstörungen, schlechtsitzende Zahnprothesen, internistische und systemische Erkrankungen, Depressionen, Angststörungen.
Therapie: oft spontane Remission, daher anfangs Abwarten empfehlenswert. Eventuell psychiatrische Begutachtung bei hohem Leidensdruck.

Schmeckstörungen

Echte Schmeckstörungen (betreffen die Wahrnehmung von süß, sauer, salzig, bitter und umami = Glutamat) müssen anamnestisch von Störungen der Feingeschmackswahrnehmung durch eine Riechstörung abgegrenzt werden. Vielen Patienten mit einem plötzlichen Verlust des Geruchssinns fällt nämlich zuerst oft der verminderte Feingeschmack auf, der durch den Verlust des retronasalen Riechens entsteht. Die Gesamtwahrnehmung beim Essen und Trinken wird durch alle fünf Sinne [riechen, schmecken, fühlen (Trigeminus = Temperatur/Schärfe/Konsistenz), hören und sehen] vermittelt. Die entsprechende Bezeichnung im Englischen ist dafür: *Flavor.*
Als validierte Testmethode stehen die Schmeckstreifen (taste strips) zur Verfügung.
Die Ursachen von Schmeckstörungen sind vielfältig, die Therapie ist, sofern möglich, ursachenspezifisch: Infektionen (Pilz, bakteriell, viral), Iatrogen (TE, Mittelohr-OP), Fazialisparese, Trauma, Reflux, Mangelerkrankungen, interne Erkrankungen, Medikamente, Chemotherapie, Strahlentherapie, Tumoren, Zahnschäden, Speicheldrüsenerkrankungen, larvierte Depressionen.

Angioödem

Das Angioödem oder Quincke-Ödem ist eine potenziell lebensbedrohliche Erkrankung, da sie mit einer Verlegung der oberen Luftwege und dem Erstickungstod einhergehen kann. Betroffen sein können ein oder mehrere anatomische Bezirke: Lippen, Zunge, Gaumenbögen, Larynxeingang (Epiglottis, Aryepiglottische Falten, Aryhöcker). Somit ist eine frühzeitige Einschätzung der Beteiligung des Kehlkopfs wichtig, um einer eventuell akut notwendig werdenden Koniotomie zuvorzukommen.
Die Ursachen sind entweder Histamin-vermittelt (allergisch oder unspezifisch Histamin-freisetzend) oder liegen in angeborenen oder erworbenen Defekten im Komplementsystem (C1-Esterase-Inhibitor-Mangel). Wichtig anamnestisch zu erfragen ist die Einnahme von ACE-Hemmern (Angiotensin-Converting-Enzym-Hemmer), bei denen es auch nach Jahren durch eine Anhäufung von Bradykinin zum Ödem kommen kann. In diesem Fall ist die Gabe von Bradykinin-Rezeptor-Antagonisten hilfreich.
Bei den allergisch bedingten Angioödemen ist die systemische Gabe von Kortison und eines Antihistaminikums angezeigt.

Mundbodenphlegmone

Entzündungen im Bereich der Submentalregion können ihren Ursprung in den Speicheldrüsen (Submandibularis-, Sublingualisdrüse) haben oder von den Zähnen ausgehen. Diese gefährliche Erkrankung erfordert eine sofortige hochdosierte antibiotische Therapie, da die Gefahr der Mediastinitis (Absinken der Entzündung am Hals ins Mediastinum) sowie eine Ausbreitung der Entzündung Richtung Larynxeingang mit Verlegung der oberen Atemwege droht.

Diagnostisch sollte eine beginnende Abszedierung mittels Ultraschall oder bei großen Schmerzen mittels Computertomografie des Halses ausgeschlossen werden, da in diesem Fall eine chirurgische Drainage angezeigt ist.

Gutartige und bösartige Tumoren der Mundhöhle

Zu den gutartigen Tumoren der Mundhöhle zählen Fibrome, Papillome, Lipome, Chondrome, Hämangiome, die mittels Skalpell/Schere in Lokalanästhesie bei entsprechender Größe entfernt werden können.
Zu den Risikofaktoren für die Entwicklung bösartiger Tumoren der Mundhöhle zählen Tabak- und Alkoholkonsum, schlechte Mundhygiene sowie die Infektion mit HPV (Humanes Papilloma-Virus). Inspektorisch imponieren potenzielle Vorstufen der häufigen Plattenepithelkarzinome als Leukoplakien (weißliche nicht abwischbare Veränderungen durch Hyperkeratose; die Erythroplakie imponiert durch fehlende Epithelschichten rötlich und hat durch einen höheren Dysplasiegrad eine höhere Entartungsneigung). Sobald ein invasives Wachstum vorliegt, kommt es zur Gefahr der Metastasierung, die zuerst in die lokalen Lymphknoten des Halses (submentale und submandibuläre sowie obere juguläre Lymphknoten) erfolgt. Die Hauptsymptome der bösartigen Mundhöhlenkarzinome sind Schmerzen, Blutungen, Schluckbeschwerden und eventuell nicht passende Prothesen bei Tumoren der Alveolarfortsätze der Ober- und Unterkiefer oder des harten Gaumens. Außerdem kann durch bakterielle Besiedelung ein Foetor ex ore vorliegen.
Zur Untersuchung gehört neben der Inspektion immer die digitale Untersuchung (typisch verhärtete Palpation bösartiger Tumoren, die gegen die Umgebung auch unverschieblich sind). Sodann wird eine Biopsie entnommen und eine Kopf-Hals-Bildgebung (CT und/oder MRT) angeordnet. Bei

Vorliegen eines malignen Tumors erfolgt die Ausdehnungsbestimmung und die Suche nach Zweit-Tumoren im Rahmen einer Panendoskopie.

OROPHARYNX, HYPOPHARYNX, ÖSOPHAGUS

Akute und chronische Pharyngitis

Die akute Rachenentzündung entwickelt sich meist im Rahmen eines viralen Infekts der oberen Luftwege. Typische Symptome sind Halskratzen, Räusperzwang, stechende Hals- und Schluckschmerzen. Ausstrahlende Schmerzen in die Ohren können auftreten. Solange keine bakterielle Superinfektion auftritt, ist mit einer Abheilung in etwa einer Woche zu rechnen. Unterstützend können lindernde Rachenpastillen und bei Bedarf Analgetika verordnet werden, erst bei bakterieller Entzündung (Seitenstrangangina) mit verdickten und weißlich belegten Seitensträngen (Plicae tubopharyngicae) werden Antibiotika verordnet.
Bei chronisch vorliegenden Noxen kommt es zu dauerhaften Beschwerden der chronischen Pharyngitis (Räusperzwang, Trockenheitsgefühl, Schmerzen). Ursächlich in Betracht zu ziehen sind neben den bekannten Noxen wie Tabak, Alkohol auch Trockenheit, Hitze, Staub, Medikamentennebenwirkungen und auch Erkrankungen der Nase/Nasennebenhöhlen mit Effekten auf die Rachenschleimhaut (z. B. post-nasal-drip bei Rhinitis/Sinusitis) sowie hyperfunktionelle muskuläre Probleme im Bereich der Rachenmuskulatur.

Akute und chronische Tonsillitis

Die akute Mandelentzündung wird meist durch β-hämolysierende Streptokokken ausgelöst und präsentiert sich mit symmetrisch geschwollenen Gaumenmandeln mit weißlichen Stippchen. Die drainierenden zervikalen Lymphknoten sind meist reaktiv geschwollen. Die Patienten klagen über eingeschränktes Allgemeinbefinden und eventuell Fieber sowie Schluckschmerzen, die in die Ohren ausstrahlen können. Die Diagnose wird klinisch gestellt. Die Therapie beinhaltet die Verordnung von Antibiotika und Analgetika.

Die chronische Mandelentzündung kann unspezifische Beschwerden verursachen wie Mundgeruch, eventuell Schmerzen und Schluckbeschwerden. Die klinische Untersuchung soll die Luxation der Mandel einschließen, um eine narbige Fixierung zu erkennen. Auch rezidivierende bakterielle Tonsillitiden oder abgelaufene einseitige Peritonsillarabszesse können zur chronischen Tonsillitis führen. Die Indikation zur Tonsillektomie (TE) ergibt sich aus der Schwere der Beschwerden. Sollten rezidivierende Mandelentzündungen vorliegen, gelten folgende Richtwerte der Anzahl an Entzündungen vor Durchführung einer TE:

7 x im letzten Jahr, 5 x/Jahr in den letzten 2 Jahren oder 3 x/Jahr in den letzten 3 Jahren.

Angina Plaut-Vincent

Diese Form der akuten Mandelentzündung tritt einseitig auf und wird von einer Mischinfektion von aeroben-anaeroben Bakterien (Fusobacterium fusiforme und anaerobe Spirochäten Treponema vincentii) ausgelöst. Es zeigt sich bei den Patienten eine einseitig vergrößerte und grauweiß verfärbte Mandel ohne starke Einschränkung des Allgemeinempfindens. Die Behandlung erfolgt analog der bakteriellen Tonsillitis.

Herpangina

Ausgelöst durch Coxsackie-A-Viren präsentieren sich bei dieser Form der Entzündung Aphthen v. a. im Bereich der Gaumenbögen und des weichen Gaumens. Die Behandlung erfolgt symptomatisch mittels Gurgellösungen oder Tinkturen und Analgetika.

Peritonsillarabszess

Die klinische Trias mit kloßiger Sprache *(engl., hot potato voice),* einseitigen Hals- und Schluckschmerzen und eingeschränkter Mundöffnung ist charakteristisch für eine bakterielle Abszessbildung um die Mandel (beidseitige Peritonillarabszesse sind eine Rarität). Da als potenzielle Gefahren das Absinken der Entzündung in das Mediastinum oder die Ausbildung eines Larynxeingangs-Ödems drohen, ist die baldige Abszesseröffnung essenziell. Dazu geeignet sind einerseits die Punktion/Inzision (Nadel/Skalpell) oder die chirurgische Abszess-Tonsillektomie (einseitig oder beidseitig). Der Vorteil der Inzision ist die geringere Morbidität im Vergleich zur Operation, der Nachteil jedoch die Rezidivrate von etwa 10–15 %.

Tonsillenkarzinom

Die häufigsten Ätiologien des Tonsillenkarzinoms sind Rauchen und Alkohol, aber auch die Infektion mit HPV (Humanes Papillomavirus, sexuell übertragbar, Impfung möglich und empfohlen), die häufigste Pathologie ist das Plattenepithelkarzinom. Die typischen Symptome sind im fortgeschrittenen Stadium Mundgeruch, Schluckbeschwerden, Schmerzen (auch ausstrahlend ins Ohr) und zervikale Lymphknotenmetastasen.

Diagnostisch erfolgt die Biopsie sowie die Panendoskopie zur Ausdehnungsbestimmung und Zweittumorsuche. In der Zusammenschau der klinischen und radiologischen Ergebnisse (Kopf-Hals-CT, Thorax-CT oder zumindest Lungenröntgen) und dem Tumorboard-Beschluss wird die Therapie festgelegt. Das Tumorboard für Kopf-Hals-Tumore besteht

aus Spezialisten folgender Fachrichtungen: HNO, MKG (Mund-Kiefer-Gesichts-Chirurgie), Radiologie, Strahlentherapie, Onkologie sowie Neurochirurgie bei intrakraniellem Befund. Prinzipiell kommen die chirurgische Therapie (Exzision und je nach Größe Lappendeckung) mit postoperativer Bestrahlung oder die primäre Radiochemotherapie infrage.
Die Ausdehnung der chirurgischen Therapie (Ausmaß der Neck-Dissection (ND)) richtet sich nach dem Vorliegen der lokalen Halslymphknotenmetastasen (N0 – keine Metastasen, nur selektive ND der Level 2–4). Außerdem ist das Vorliegen eventueller Fernmetastasen (meist Lunge, Leber, Knochen) zu berücksichtigen (hier keine Indikation zur chirurgischen Lokaltherapie). Bei großen ausgedehnten Karzinomen im Kopf-Hals-Bereich wird deshalb auch die Durchführung eines Ganzkörper-PET-CT empfohlen.
Die Größe des Tumors wird in den meisten Kopf-Hals-Regionen mit T1 (bis 2 cm), T2 (2–4 cm), T3 (> 4 cm), T4 (die Organgrenzen überschreitend; T4a resektabel/T4b nicht im Gesunden resektabel) beschrieben.

Hypopharynxkarzinom

Die viel schlechtere Prognose des Hypopharynxkarzinoms ergibt sich aus der spät auftretenden Symptomatik wie etwa Schluckbeschwerden (Dysphagie). Dazu kommt es erst, wenn der Tumor weit fortgeschritten ist und oft auch schon regionale Lymphknotenmetastasen vorliegen. Somit sind hier Tumoren der Größe T1 oder T2 sehr selten und damit auch die 5-Jahres-Heilungen sehr schlecht. Die Therapieoptionen sind die chirurgische Exzision, die je nach Ausprägung von der lokalen Exzision auch mit Laser bis zur kompletten Entfernung des Larynx (Laryngektomie) reichen.

Zenkerdivertikel

Der Übergang Hypopharynxhinterwand/Ösophaguseingang stellt eine muskuläre Schwachstelle dar, wobei es hier zu einer Vorwölbung bzw. Ausstülpung der Schleimhaut kommen kann. Dieser ausgestülpte Schleimhautsack kann sich mit Speiseresten füllen und damit von hinten auf den Ösophaguseingang drücken. Das Hauptsymptom ist damit die Dysphagie, die mit Regurgitation einhergehen und bei den Patienten zu deutlichem Gewichtsverlust führen kann. Die Behandlung kann in Form einer Operation von außen durchgeführt werden oder von endolaryngeal eine Schwellendurchtrennung mittels Laser erfolgen. Zur Diagnostik wird ein Schluckröntgen durchgeführt.

Schnarchen und OSAS

Das primäre Schnarchen stört den Bettnachbarn, hat jedoch keine gesundheitlichen Folgen für den Patienten selbst. Demgegenüber kann es beim obstruktiven Schlafapnoesyndrom (OSAS, AHI > 15) zu massiven negativen Gesundheitsfolgen kommen. Dazu zählen vermehrte Herzinfarkte und Schlaganfälle sowie Autounfälle durch Sekundenschlaf. Pathophysiologisch kommt es zu einem Ansaugphänomen meist im Bereich des Weichgaumens/Zungengrundes und in Folge zu einem Stopp des Luftflusses bei fortgeführten Brustexkursionen. Dadurch kommt es zu einem Sauerstoffabfall und in weiterer Folge zu einem arousal (Aufwachen) mit Anstieg der Stresshormone, wobei dies nicht immer vom Patienten bemerkt wird. Was gemerkt wird, ist aber die teilweise massive Tagesmüdigkeit.
Bei Verdacht auf OSAS sollte eine Polygrafie (Schlafscreening) durchgeführt werden, womit der AHI (Apnoe-Hypopnoe-Index, Anzahl der Atemaussetzer über 10 Sekunden pro Stunde) ermittelt werden kann.

Die therapeutischen Maßnahmen sind Gewichtsabnahme (Zielwert unter BMI 25, auf jeden Fall unter 30), Verordnung von Unterkieferprotrusionsschienen (durch die Vorverlagerung des Unterkiefers wird der Abstand des Zungengrundes zur Rachenhinterwand vergrößert). Eventuell können Operationen indiziert sein. Dabei kommt infrage: UPPP (Uvulo-Palato-Pharyngoplastik: Tonsillektomie und Vernähen der Gaumenbögen, damit Straffen des Gaumensegels und Vergrößern des Abstands zur Rachenhinterwand). Einen invasiveren Eingriff stellt die Ober- und Unterkieferosteotomie mit deren Vorverlagerung dar. Somit wird auch der Luftraum vergrößert.
Als ultima ratio mit kompletter Umgehung der Engstelle kann die Tracheotomie angesehen werden.
Die CPAP-Therapie (Continuous Positive Airway Pressure: pneumatische Schienung des Rachens; Schlafmaske) stellt den Goldstandard der Therapie des OSAS dar. Neuerdings kann bei Versagen oder Unverträglichkeit dieser Therapie eine Implantat-Versorgung mit einem Zungenschrittmacher erfolgen. Dabei wird eine Elektrode an den N. hypoglossus angeschlossen, sodass durch Kontraktionen der Zungenmuskeln mit Schub der Zunge nach vorne ein Zurücksinken der Zunge und damit der Kollaps des Rachens verhindert werden.

Ösophagusfremdkörper

Meistens bleiben verschluckte Prothesenteile oder Essensstücke in der ersten Ösophagusenge (Ösophaguseingang) hängen. Es kommt dadurch bis zu einer Schluckunfähigkeit mit Speichelsee. Diagnostisch beweisend ist ein Kontrastmittelstopp im Schluckröntgen. Hilfreich ist die Infusion von 2 Ampullen Buscopan zur Muskelrelaxation. Sollte der Fremdkörper nicht akut abgehen, muss er im Rahmen einer Ösophagoskopie umgehend entfernt werden, um eine Perforation der Speisröhre zu verhindern. Dadurch käme es zu einer Mediastinitis, mit potenziell lebensbedrohlichen Folgen. Bei tiefer liegenden Fremdkörpern kann auch mit dem flexiblen Endoskop der Fremdkörper in den Magen vorgeschoben werden.

Verätzungen des Ösophagus

Durch Säuren (Koagulationsnekrose mit Barriere gegen eine weitere Ausdehnung, vermehrt Magenläsionen durch einen Pylorusspasmus) und Laugen (Kolliquationsnekrose mit tiefer Ausbreitung ins Gewebe, v. a. Ösophagusverätzung durch Kardiaspasmus) kann es zu lebensbedrohlichen Folgeerscheinungen (akute Mediastinitis, Schock) kommen. Vor allem Vernarbungen können bis zur kompletten Stenose mit Schluckunfähigkeit führen. In diesem Fall ist oft eine wiederkehrende Bougierung notwendig. Daher wird zur Primärtherapie neben Antibiotika und Analgetika Kortison eingesetzt. Außerdem kann es mit höherer Wahrscheinlichkeit zur Entwicklung von maligner Entartung im Stenosebereich kommen (jährliche endoskopische Kontrolle!).

LARYNX, TRACHEA

Kehlkopftrauma

Nach Sturz auf den Kehlkopf kann es zu Frakturen oder Luxationen der Kehlkopfknorpel kommen (Schildknorpel, Aryknorpel, Ringknorpel). Wenn es zu deutlichen Verschiebungen oder auch Hämatomen kommt, wird die Atmung eventuell gefährdet und eine frühzeitige Intubation oder auch Akut-Tracheotomie kann notwendig werden. Die Diagnostik erfolgt über Inspektion und Palpation, Larynxendoskopie sowie eventuell eine CT.

Larynx- und Trachealstenosen

Einengungen der Luftröhre werden erst ab einer Reduktion des Lumens um 50 % klinisch relevant (zuerst Dyspnoe und inspiratorischer Stridor nur unter Belastung, später auch in Ruhe). Eine häufige erworbene Ursache ist die Langzeitintubation, aber auch die Stenose nach Tracheotomie. Die idiopathische subglottische Trachealstenose tritt häufiger bei Frauen auf, wobei differenzialdiagnostisch abzuklären sind: Wegener-Granulomatose, Relapsing Polychondritis, Refluxlaryngitis.

Zu unterscheiden von den Stenosen ist die Tracheomalazie (häufig bei Frühgeborenen), bei der die Trachealhinterwand (Paries membranacea) bei Inspiration ins Tracheallumen kollabiert.

Segelbildungen und Atresien des Larynx entstehen durch Embryonalentwicklungsstörungen und müssen mittels Laser oder akut postnatal perforiert werden.

Die Laryngomalazie ist durch eine abnorme Weichheit des knorpeligen Larynxgerüsts gekennzeichnet, wodurch es zu einem inspiratorischen Kollaps der supraglottischen Strukturen kommt. Es zeigt sich die typische Omega-förmige Epiglottis, die gemeinsam mit verkürzten aryepiglottischen Falten in das Larynxlumen bei der Inspiration kollabiert. Therapeutisch (temporäre Tracheotomie) kann je nach Klinik abgewartet werden, bis sich das Larynxskelett verfestigt.

Akute Epiglottitis

Die akute Entzündung des Kehldeckels beginnt plötzlich mit schwerwiegenden Symptomen wie hohem Fieber und stechenden Schluckschmerzen bis zur Schluckunfähigkeit. Typisch ist die kloßige Sprache („hot potato voice"). Der bakterielle Erreger der akuten Epiglottitis ist Hämophilus influenzae (seit der Impfung ist die Epiglottitis seltener), daher ist die Therapie eine hochdosierte Antibiotikatherapie. Wichtig ist, zu beachten, bei Kindern durch Berühren der Epiglottis mittels Spatel beim hochstehenden Kehlkopf keinen reflektorischen Laryngospasmus auszulösen.

Akute und chronische Laryngitis

Das Hauptsymptom der Kehlkopfentzündung ist die Heiserkeit, eventuell kombiniert mit Husten. Die Ursachen der akuten Laryngitis sind meist Infektionen (meist viral, aber auch bakteriell oder durch Pilze bei Abwehrschwäche). Die chronische Laryngitis entsteht bei Reizungen durch Toxine (z. B. Nikotin), trockene Luft, Staub, oder auch durch Säure-Reflux aus dem Magen (Reflux-Laryngitis, Laryngitis posterior) und durch postnasales Sekret bei Sinusitis. Pathophysiologisch kommt es zu einer Schwellung und Hyperämie im Bereich der Stimmlippen und somit zu einer herabgesetzten Schwingungsfähigkeit der Schleimhaut. Therapeutisch werden die Noxen ausgeschaltet und die Symptome behandelt (Antitussiva, Antiphlogistika), Antibiotika sind nur bei der bakteriell superinfizierten Laryngitis indiziert, die sich mit ausgeprägten Schleimhautulzera und Fibrinauflagerungen präsentiert.

Reinke-Ödem (Stimmlippenödem)

Darunter versteht man die Flüssigkeitsansammlung zwischen dem Epithel der Stimmlippe und dem Ligamentum vocale. 90 % der Patienten sind Raucher. Inhaltsstoffe des Tabakrauchs erhöhen die Durchlässigkeit der versorgenden Blutgefäße, sodass Flüssigkeit im Gewebe kumuliert und sich mit der Zeit organisiert. Typisches Symptom ist die Heiserkeit mit tiefer Stimme bis zur Dyspnoe bei höherer Einengung der Glottis. Die Therapie besteht in einer mikrochirurgischen (MLX) Abtragung und Stimmtherapie sowie der Nikotinkarenz.

Kehlkopflähmungen

Die Muskeln des Kehlkopfs werden vom 10. Hirnnerv (N. vagus) versorgt, und zwar vom N. laryngeus superior (M. cricothyroideus) und vom N. laryngeus inferior (N. laryngeus recurrens, dieser versorgt alle anderen Muskeln motorisch). Der rechte N. recurrens verläuft um die A. subclavia dext., der linke Recurrens-Nerv um den linken Aortenbogen und beide kehren im Mediastinum zwischen Trachea und Ösophagus zurück, um von dorsal in den Kehlkopf einzutreten.

Bei Lähmung des N. recurrens steht die Stimmlippe der entsprechenden Seite meist paramedian (seltener lateral/ intermediär) still, d. h., die Stimmlippen treffen sich nicht in der Mitte bei Phonation, womit durch den entstehenden Spalt Luft entweicht (insuffizienter Stimmlippenschluss), mit dem Ergebnis der Heiserkeit/Behauchtheit. Somit ist das Leitsymptom der einseitigen Rekurrensparese die Heiserkeit. Bei der beidseitigen Rekurrensparese tritt durch den symmetrisch stark verengten Glottisspalt eine potenziell gefährliche Atemnot (Tracheotomie-Bereitschaft erforderlich) auf.

Die Ursachen von Rekurrensparesen sind typischerweise Schilddrüsenoperationen (in 1–2 % der Thyreoidektomien) oder andere Operationen im Vagusverlauf (Kopf, Hals, Thorax), Larynxtraumen, Infektionen (z. B. Borreliose, Lues, Mononukleose), zentrale Ursachen oder eine idiopathische Genese (bis zu 20 %).

Die komplette Diagnostik besteht in einer Schädel-MRT sowie Kopf-/Hals-CT und Thorax-CT. Therapeutisch sollte eine gewisse Zeit (bis zu ½ Jahr) auf eine Spontanheilung bei idiopathischer oder viral bedingter einseitiger Rekurrensparese abgewartet werden. Eine gut etablierte Methode ist die Thyroplastik Typ 1 (Stimmlippenmedialisation der gelähmten Stimmlippe von außen; damit steht die medialisierte Stimmlippe median statt paramedian und beide Stimmlippen schließen in der Medianen bei der Phonation).

Gutartige Tumoren

Zu den benignen Tumoren des Kehlkopfs zählen: Phonationsverdickungen (z. B. Stimmlippenknötchen, Sängerknötchen), Stimmlippenzysten, Stimmlippenpolypen, Papillome, Granulome. Die Diagnose wird klinisch gestellt und bei unklarem Bild erfolgt die Probeexzision im Rahmen einer Mikrolaryngoskopie.
Die seltene juvenile Larynxpapillomatose (Inzidenz ca. 2/ 100.000, meist durch „low-risk“ HPV 6, 11 verursacht) wird durch eine chirurgische Abtragung im Rahmen der MLX (oft sind multiple Operationen erforderlich) mit Unterspritzung eines Virustatikums behandelt.

Bösartige Tumoren

Wie bei den meisten anderen bösartigen Kopf-Hals-Tumoren sind die ätiologischen Faktoren des Larynxkarzinoms v. a. das inhalative Rauchen sowie Alkoholabusus.
Die Formen des Larynxkarzinoms sind das supraglottische (v. a. Epiglottiskarzinom), das glottische und das subglottische Larynxkarzinom. Die häufigste Histologie stellt das Plattenepithelkarzinom dar.
Das glottische Larynxkarzinom (Stimmlippenkarzinom) ist eines der wenigen Karzinome im Kopf-Hals-Bereich mit einer ausgezeichneten Prognose bei frühem Behandlungsbeginn. Der Grund dafür ist dreifach:

1. Der frühe Symptombeginn (Heiserkeit: laryngoskopische Abklärung nach spätestens 3 Wochen!) und damit die Chance auf eine früh- und rechtzeitige Therapie.

2. Die geringe Lymphbahnversorgung der Stimmlippen und damit die geringe Neigung zur Metastasierung.
3. Die guten Therapieoptionen. Dazu zählen die chirurgische Exzision von isolierten Stimmlippenkarzinomen (T1-Karzinome) im Rahmen der Mikrolaryngoskopie mittels Zängelchen oder Laser.

Alternativ zur chirurgischen Therapie kommt bei allen Larynxkarzinomen je nach Entscheid des Tumorboards prinzipiell neben der Operation (mit meist nachfolgender Bestrahlung) die primäre Bestrahlung (mit oder ohne Chemotherapie; Radiotherapie/Radiochemotherapie) infrage.
Diagnostisch hilft die **Stroboskopie** (Videoverfahren zur Beurteilung der Schwingungsfähigkeit der Stimmlippen), zu beurteilen, ob ein Stimmlippenprozess mit Invasivität (Malignomverdacht) vom Epithel in die Tiefe vorliegt.

HALS

Mediane und laterale Halszysten

Eine mögliche Differenzialdiagnose von Halsschwellungen stellen die Halszysten dar. Dies sind schmerzlose (im nicht entzündeten Zustand) Schwellungen, welche glatt begrenzt und verschieblich sind und im Ultraschall ein typisches Erscheinungsbild aufweisen. Die Therapie stellt die chirurgische Exstirpation dar.
Bei der medianen Halszyste handelt es sich um eine Entwicklungsfehlbildung des Ductus thyreoglossus, welche bei der Wanderung der Schilddrüse vom Zungengrund durch das Zungenbein entsteht. Deshalb ist vor der Entfernung einer medianen Halszyste mittels Ultraschalls das Vorhandensein einer regulären Schilddrüse nachzuweisen, damit nicht die ektope Schilddrüse mit der Zyste entfernt

wird und der Patient lebenslang Schilddrüsenhormone einnehmen muss.
Die laterale Halszyste entsteht ebenfalls durch eine Fehlbildung in der Embryonalentwicklung, wobei sie im Verlauf von der Tonsillenloge durch die Carotis-Bifurkation bis zum Vorderrand des M. Sternocleidomastoideus zieht.
Beide Formen der Halszysten können auch als Halsfistel (gangförmige Verbindungen an die Hautoberfläche) imponieren. Diese werden oft durch eine Entzündung mit Sekretion an der Haut symptomatisch.

Halsabszess

Entzündliche schmerzhafte Schwellungen am Hals, die klinisch bei Palpation fluktuieren und im Halsultraschall (zur Diagnose nur möglich, wenn nicht zu schmerzhaft, sonst Hals-CT) eine Einschmelzung (Flüssigkeitsansammlung) zeigen, gelten als Notfall und müssen inzidiert bzw. drainiert werden („ubi pus – ibi evacua"). Bei tiefer gelegenen Halsabszessen erfolgt eine chirurgische Ausräumung in Narkose, bei oberflächlich gelegenen eine ambulante Punktion/Inzision.
Ein nicht rechtzeitig behandelter Halsabszess birgt die Gefahr der Verschleppung ins Mediastinum (Mediastinitis) oder auch die Ausbreitung der Entzündung in Richtung Larynxeingang.
Differenzialdiagnostisch vom Abszess ist die Phlegmone (flächenhafte diffuse Gewebsentzündung ohne Eiteransammlung) abzugrenzen. Hier ist die alleinige antibiotische systemische Therapie ohne Inzision indiziert.

Lymphadenopathie

Jede Erkrankung von Lymphknoten wird Lymphadenopathie genannt. Normale zervikale Lymphknoten sind nicht tastbar,

da sie nur millimetergroß sind (am Hals gibt es Hunderte Lymphknoten). Tastbar sind sie etwa ab einer Größe von 8–10 mm.
Die häufigsten und wichtigsten Ursachen für Lymphadenopathien sind:

Lymphadenitis

Akute Entzündung des Lymphknotens, unspezifisch (die klassische reaktive Lymphadenitis der regionalen Lymphknoten bei z. B. bakterieller Tonsillitis) oder spezifisch (z. B. Tuberkulose oder Sarkoidose). Chronische Lymphadenitis colli (> 4 Wochen, z. B. Tularämie, Katzenkratzkrankheit, Mononukleose, Zytomegalie oder Sonderformen: Aktinomykose, Rosai-Dorfman-Syndrom, Castleman-Lymphom).

Lymphknotenmetastasen

Typischerweise eine schmerzlose Schwellung im Lymphabflussgebiet von meist Plattenepithelkarzinomen im Kopf-Hals-Bereich.

Lymphome

Bösartige systemische Erkrankung des lymphatischen Gewebes.

Gutartige und bösartige Tumoren

Vaskuläre Fehlbildungen: Lymphangiom, Hämangiom, Paragangliom
Benigne Tumoren: Lipom, Neurinom
Bösartige Tumoren: maligne Lymphome, Lymphknotenmetastasen

SPEICHELDRÜSEN

Sialolithiasis

Speichelsteine der großen paarigen Kopfspeicheldrüsen finden sich zu 80 % in der Gl. submandibularis und zu 20 % in der Gl. parotis. Ein typisches Symptom ist die akut auftretende Schwellung beim Essen. Als Therapie werden entzündungshemmende Medikamente und bei deutlicher Rötung und Persistenz der Beschwerden Antibiotika verordnet. Außerdem helfen Speichellocker (Sialagoga) wie Kaugummi oder Zitrone, Sedimente aus den Speichelgängen zu entfernen.
Das Diagnostikum der Wahl stellt die Halsultraschalluntersuchung dar. Sollten Konkremente ausführungsgangnahe entdeckt werden, kann die direkte Bergung nach Sondierung und Gangschlitzung versucht werden. Weiter proximal gelegene Steine können entweder operativ (Submandibulektomie, lat. Parotidektomie) oder mittels Sialendoskopie (Endoskopie mit Fangkörbchen) entfernt werden.

Sialadenitis

Die typische akute bakterielle Entzündung der Ohrspeicheldrüse (akute Parotitis) präsentiert sich als meist einseitige präaurikuläre Schwellung und Rötung. Bei der Inspektion des Vestibulum oris zeigt sich die Papilla parotidea geschwollen und gerötet mit eitrig-gelblichem Ausfluss bei Massage der präaurikulären Region. Oft entsteht die Entzündung durch Aufsteigen der Keime über den Stenon-Gang bei marantischen Patienten durch verringerte Flüssigkeitsaufnahme und dadurch verringerte Speichelbildung. Die Therapie erfolgt mittels Antibiotika und Antiphlogistika.
Die virale Sialadenitis präsentiert sich typischerweise symmetrisch bei systemischer Viruserkrankung (Paramyxo-Viren, Mumps). Die Behandlung erfolgt symptomatisch, nur

bei Gefahr der bakteriellen Sekundärbesiedelung mittels Antibiotika. Gefährliche und gravierende Folgen der Mumpserkrankung sind Meningitis, Ertaubung, Orchitis mit Sterilität. Eine Schutzimpfung verhindert diese.
Nach Bestrahlungen ab 10–15 Gy tritt die Strahlensialadenitis mit dem Symptom der Mundtrockenheit auf. Bestrahlungen über 40 Gy führen zur irreversiblen Schädigung des Speicheldrüsengewebes mit einer permanenten Xerostomie, die mit künstlichem Speichelersatz gelindert werden kann.

Sialadenosen

Diese symmetrischen, nicht entzündlichen und nicht tumorbedingten Speicheldrüsenerkrankungen entstehen durch neurovegetative Dysregulation bei folgenden Erkrankungen: Diabetes, Alkoholismus, Bulimie, Leberzirrhose oder medikamentös bedingt (z. B. bei antihypertensiver oder antidepressiver Medikation).
Manchmal täuscht eine Hypertrophie des M. masseter eine Sialadenose vor.

Gutartige und bösartige Tumoren

Die Regel bei Tumoren der Speicheldrüsen lautet: Tumoren der kleinen Speicheldrüsen (z. B. weicher und harter Gaumen, Rachenhinterwand) sind in der Mehrzahl maligne, die der großen Speicheldrüsen großteils benigne. So ist der häufigste gutartige Speicheldrüsentumor das pleomorphe Adenom und kommt zu 80 % in der Ohrspeicheldrüse vor. Dieser Tumor zeichnet sich durch gummiartige feste Konsistenz, glatte Oberfläche und Verschieblichkeit aus. Das Wachstum ist sehr langsam, jedoch kann es selten zu einer malignen Entartung kommen (Karzinoma ex Pleomorphes Adenom). Ein weiterer gutartiger Parotistumor ist der Whartin-Tumor (Zystadenolymphom), der in der Konsistenz

weicher erscheint. Es gilt die wichtige Regel: **Jede Raumforderung der Speicheldrüsen MUSS operiert (chirurgisch entfernt) werden.** Nur durch die histologisch komplette Aufarbeitung kann die pathologische Dignität bestimmt werden. Die präoperative Diagnostik schließt einen Ultraschall und eventuell eine Kopf-Hals-MRT (bei großen Tumoren) mit ein. Eine Feinnadel-Aspirations-Zytologie (FNAC) kann Hinweise zur Histologie liefern, ist jedoch nicht beweisend.
Das Auftreten einer Fazialisparese bei Tumoren der Parotis muss als Hinweis auf Bösartigkeit gewertet werden. Die möglichen Histologien maligner Parotistumoren sind vielfältig: z. B. Mukoepidermoidkarzinom, adenoidzystisches Karzinom, Azinuszellkarzinom, Adenokarzinom, Karzinom im Pleomorphen Adenom, Plattenepithelkarzinom.

Ranula

Darunter versteht man eine Retentionszyste der Glandula sublingualis, die im Bereich des Mundbodens auftritt und bei Beschwerden (z. B. durch ihre Größe) chirurgisch entfernt wird.

PHONIATRIE UND PÄDAUDIOLOGIE

Diese Fachbereiche beschäftigen sich mit den Störungen der Stimme, der Sprache, des Schluckens und der kindlichen Hörstörungen.

Sprach- und Sprechstörungen

Aphasie: auch als Dysphasie bezeichnet, ist der Verlust bzw. die Einschränkung des aktiven Sprechvermögens nach organischem Hirnschaden (z. B. Schlaganfall).

Dysarthrie: Sprechstörung aufgrund neurologischer Schädigung zentraler oder peripherer motorischer Neurone.
Dysglossien: Störungen der Aussprache durch Veränderungen an den peripheren Sprechorganen (z. B. Zunge, Lippen, Zähne).
Die Behandlung von Störungen wie Dyslalie (Artikulationsstörungen mit fehlerhafter Lautbildung), Poltern oder Stottern (Störungen des Redeflusses) sind weitere Domänen der Phoniatrie.

Stimmstörungen

Der Stimmgenerator ist der Kehlkopf (mit den Stimmlippen), danach erfolgt die Artikulation durch das anschließende Ansatzrohr (Vokaltrakt: oberhalb der Glottis gelegener Anteil des Sprechapparats wie Pharynx, Nase, NNH).

Das **Hauptsymptom Heiserkeit** (definiert als Beimengung vermehrter Geräuschanteile in den harmonischen Stimmklang) entsteht durch die folgenden zwei pathophysiologischen Mechanismen:

1. insuffizienter Stimmlippenschluss (damit entweicht zu viel Luft)
2. unregelmäßige Stimmlippenschwingungen (die normale Randkantenverschieblichkeit (Mucosawelle) der Stimmlippenschleimhaut fehlt/ist eingeschränkt/asymmetrisch).

Merke: Jede Heiserkeit, die länger als 3 Wochen anhält, muss laryngoskopisch abgeklärt werden (DD: Larynxkarzinom).

Die **organischen Stimmstörungen** entstehen durch morphologische Veränderungen der Stimmlippen (Entzündung, Trauma oder Zysten, Tumoren) oder nervale Funktionseinschränkungen (Stimmlippenmotilitätsstörungen).

Die **funktionellen Stimmstörungen** haben keine organischen Ursachen im Kehlkopf selbst, sondern spiegeln Erkrankungen in anderen Bereichen wider. Zu den Ursachen zählen ein falscher Stimmgebrauch, Allgemeinerkrankungen (Kachexie bei Tumorerkrankungen, Altersschwäche) oder auch psychische Ursachen. Dabei werden hypofunktionelle (zu wenig Kraft) von hyperfunktionellen Stimmstörungen (zu viel Kraftanstrengung) und Mischformen unterschieden. Die Therapie besteht nach phoniatrisch/logopädischer Diagnostik in einer logopädischen Therapie.

Schluckstörungen (Dysphagien)

Der physiologische Schluckakt gliedert sich in die bewusst steuerbare orale Phase, die automatisch ablaufende pharyngeale Phase (ca. 1 Sekunde, dabei kommt es zum Schluss der Stimmlippen, der Annäherung der Aryknorpel/aryepiglottischen Falten und Taschenfalten sowie zum Schließen des Kehldeckels) sowie die reflektorische Öffnung des Ösophagussphinkters und die folgende ösophageale Phase (ca. 10 Sekunden).

Störungen des normalen Schluckablaufs können vielfältige Ursachen (im Kehlkopf/Hypopharynx selbst, zentral und peripher neurologisch, muskulär) haben und erfordern oft eine interdisziplinäre Abklärung (HNO/Phoniatrie, Neurologie, Radiologie). Eine Aspiration ist definiert als Durchtritt von Speisen oder Flüssigkeiten durch die Glottis aufgrund ungenügenden Schutzes während der pharyngealen Phase und kann zu einer Aspirationspneumonie mit hoher Mortalität führen. Besonders beachtet werden muss die Form der sogenannten „stillen Aspiration“, da bei dieser die Schutzreflexe (produktiver Husten) nicht funktionieren und die Aspiration so klinisch nicht auffällt.

Beim häufigen **Globusgefühl** (Fremdkörpergefühl in Rachen und Hals unabhängig von der Nahrungsaufnahme) können psychische Ursachen vorliegen, es müssen jedoch organische Ursachen ausgeschlossen werden (z. B. Fremdkörper, Schilddrüse, NNH, Ösophagus, Magen).

OPERATIONEN IM HNO-BEREICH – INDIKATIONEN, DURCHFÜHRUNG, NACHSORGE, KOMPLIKATIONEN

Vorbemerkung: Durch die zunehmende Spezialisierung erfährt die HNO-Chirurgie eine zunehmende Gliederung in Sub-Spezialisierungen (Rhinochirurgie, Ohrchirurgie, Tumorchirurgie). Außerdem haben auch in der HNO-Heilkunde seit einigen Jahren robotergestützte Operationen Einzug gehalten. So wird das DaVinci-System zum Beispiel erfolgreich bei schwierig einzustellenden Tumoren des Zungengrunds eingesetzt. Dabei steuert der Chirurg patientenfern die Greif- und Werkzeugarme des Roboters, die am Patienten nur mehr kontrolliert werden. Jeder Schritt wird jedoch vom Chirurgen angeordnet und unmittelbar vom Roboter ausgeführt.
Vollkommen selbstständig operiert seit Kurzem ein Roboter zur Implantation von Cochlea-Implantaten, wobei die Innenohrelektrode ohne Durchführen einer Mastoidektomie nur durch Bohren eines dünnen Kanals direkt ins Innenohr platziert wird. Bei dieser Form der Roboter-Chirurgie hat erstmals der Chirurg lediglich eine kontrollierende Funktion.

Adenotomie

Indikationen: vergrößerte und symptomatische Adenoide Vegetationen, die zu Nasenatmungsbehinderung, Mittelohrerguss und Sprachentwicklungsverzögerung sowie weiteren Symptomen führen können (s. Adenoide Vegetationen auf S. 54), kindliche Sinusitis.

Durchführung: immer in Vollnarkose in Rückenlage, Einsetzen des Mundspatels und Entfernen der Adenoide über den Mund mittels Ringmesser.
Spitalsaufenthalt: tagesstationär oder 1 bis max. 2 Tage.
Nachsorge: 2 Wochen körperliche Schonung.
Komplikationen: Nachblutungen sind selten möglich.

Tonsillektomie, Tonsillotomie

Indikationen: rezidivierende Tonsillitiden, Schmerzen im Bereich der Tonsillenlogen, akuter Peritonsillarabszess oder Zustand nach Peritonsillarabszess, selten akute Mononukleose mit massiver Tonsillenschwellung (kissing tonsils) mit Atemschwierigkeiten, Obstruktives Schlafapnoesyndrom (OSAS): Tonsillektomie im Rahmen einer UPPP (Uvulopalato-Pharyngo-Plastik – Entfernen der Gaumenmandeln und Vernähen der Gaumenbögen mit Kürzung der Uvula)
Durchführung: Allgemeinnarkose in Rückenlage, Mundspatel, Präparation entlang der Tonsillenkapsel (an der Außenseite, wenn intrakapsulär die Mandeln entfernt werden, spricht man von Tonsillotomie), Blutstillung mit Kaustik oder Umstechung.
Spitalsaufenthalt: 3 Tage (keine evidenzbasierte Maßnahme, jedoch zur Kontrolle der postoperativen sowie Früh-Nachblutungen).
Nachsorge: 3 Wochen Schonung (Blutungsgefahr: Maximum vom 6.–10. postoperativen Tag.
Komplikationen: Nachblutung: 2–3 % (operativ zu versorgen ca. 0,5 %).
Mortalität durch postoperative Blutungen: ca. 0,1 Promille! Bei genauer Beachtung des vorgeschriebenen postoperativen Verhaltens jedoch deutlich geringer: 3 Wochen kein Sport, kein Verreisen, keine heißen Getränke oder heißen Duschen, auch bei geringen Blutungen sofort ins Spital mit der Rettung (häufig Ankündigung einer größeren Blutung), keine

selbstständigen Transporte (da Notfall während der Fahrt auftreten kann); jede Nachblutung bedingt ein erneutes weiteres Nachblutungsrisiko und erfordert besondere Wachsamkeit!

Septumplastik

Indikationen: Nasenatmungsbehinderung aufgrund von deutlicher Septumdeviation, Ohrbelüftungsproblemen, rezidivierender Epistaxis bei Septumsporn, rezidivierenden Sinusitiden, manchmal notwendig, um einen ausreichenden Zugang zu den Nasennebenhöhlen bei Durchführung einer FESS (Functional Endoscopic Sinus Surgery) zu bekommen

Durchführung: Narkose, Rückenlage, Verwendung des Stirnlichts oder endoskopische Septumplastik; es wird die Septumschleimhaut mit dem Perichondrium vom Septumknorpel abgelöst (Tunnelierung des Mukoperichondriums), um den Septumknorpel vom knöchernen Septum (Vomer, Lamina perpendicularis ossis ethmoidalis) abzulösen und Teile des deviierten Knorpels und Knochens zu resezieren bzw. danach teilweise wieder einzusetzen; meist Einsetzen von stabilisierenden Silikonschienen (Splints).

Spitalsaufenthalt: 1–3 Tage.

Nachsorge: Entfernen der Splints nach 1 Woche, bei Schmerzen jederzeit früher (sonst eventuell Übersehen eines Septumabszesses).

Komplikationen: Septumperforation, Blutung, Infektion, Septumabszess, Schmerzen, Synechien, Riechstörung, Verschlechterung der Nasenatmung.

Septorhinoplastik

Indikationen: aus medizinischer Sicht ist immer zumindest in Teilbereichen eine Funktionsstörung zur Indikationsstellung erforderlich (Nasenatmungsbehinderung, Riechstörung,

erhöhte Infektrate), ansonsten liegt eine reine ästhetische Indikation vor, die nicht vom öffentlichen Gesundheitssystem abgedeckt wird; die Funktionsstörungen können vorliegen bei: Schiefnasen, Höckernasen, Spannungsnasen (zu hohe gewachsene Nase mit enger innerer Nasenklappe zwischen Septum und Seitenknorpel (oft kombiniert mit Septumdeviation) oder auch komplexe isolierte Septumdeviationen, die nur mittels offenen Zugangs behandelt werden können.
Durchführung: Narkose, Rückenlage, meist offener Zugang (umgekehrte V-Inzision an der Columella), Tunnelierung des Mukoperichondriums, Darstellung der Nasenspitze und des knorpeligen und knöchernen Nasenrückens, Abtrennen der Seitenknorpel, Abtragen des Höckers, Durchführen der Osteotomien und Rekonstruktion mittel Knorpelstruts.
Spitalsaufenthalt: 1–3 Tage.
Nachsorge: Entfernen der Splints nach 1 Woche, Nasengips oder -schiene bleibt 10–14 Tage auf der Nase.
Komplikationen: Wie bei Septumplastik, zusätzlich ist darauf hinzuweisen, dass die Revisionsrate 10–15 % beträgt! Außerdem ist wie bei den meisten Operationen in der Aufklärung auf die fehlende Erfolgsgarantie hinzuweisen.

FESS (Functional Endoscopic Sinus Surgery)

Indikationen: chronische Sinusitis/Polyposis nasi, orbitale Komplikation, Tumoren der NNH und Schädelbasis, Liquorfistelverschluss.
Durchführung: Narkose, Rückenlage, Endoskopie mit Bildschirm.
Spitalsaufenthalt: 1–3 Tage.
Nachsorge: Reinigung vorsichtig nach 1 Woche, danach noch über mehrere Wochen Krustenentfernung, lokales und systemisches Kortison oft sinnvoll.

Komplikationen: iatrogene Liquorfistel, Augenverletzungen, Rezidiv, Riechstörungen, Blutung, Infektionen, Nasenatmungsbehinderung.

Parotidektomie

Indikationen: am häufigsten Tumoren der Ohrspeicheldrüse (jeder Tumor der Speicheldrüsen sollte entfernt und histologisch untersucht werden, da die Dignität nur so sicher festgestellt werden kann), seltener bei Sialolothiasis.
Durchführung: Narkose, Rückenlage, Darstellung des N. facialis stammnahe unterhalb des Ohrknorpels (Pointer) unter der Lupenbrille und Entfernung des Tumors unter strikter Schonung des N. facialis und seiner Äste.
Spitalsaufenthalt: 2–4 Tage, Entfernung der Drainage ab weniger als 25 ml Förderrate in den letzten 24 h.
Nachsorge: Wundreinigung, Nahtentfernung nach 7 Tagen.
Komplikationen: Facialisparese (von Schwäche bis zur kompletten Lähmung), gustatorisches Schwitzen (Frey-Syndrom), Serom, Hämatom, Speichelfistel, Wundheilungsstörung.

Laryngektomie

Indikationen: v. a. Larynxkarzinom (fortgeschritten), Hypopharynxkarzinom, funktionsloser Larynx mit Aspiration (Frozen Larynx).
Durchführung: Trennen des Kehlkopfs inklusive Epiglottis und Zungenbein vom Pharynx und der Trachea und Vernähen des Pharynxschlauchs/Ösophagus sowie Ausleiten der Trachea am Hals (persistierendes Tracheostoma); damit entsteht eine permanente und vollständige Trennung des Schluck- und Atemwegs.
Folgen: Riechverlust (Belüftung der Nase fehlt – minimal durch sogenannte „polite yawning maneuver“ möglich:

Schnelles Absenken des Unterkiefers bei geschlossenem Mund ermöglicht Ansaugen von Luftstrom über die Nase), Verlust der Bauchpresse durch fehlenden Glottisschluss, Verlust der physiologischen Stimmproduktion.
Möglichkeiten der Stimmrehabilitation: Ösophagusersatzstimme: der Patient schluckt Luft in den proximalen Ösophagus und „rülpst" diese wieder stimmhaft hinaus; dabei wird an Falten der Pharynxschleimhaut ersatzweise phoniert („Ruktus-Sprache", von ca. 30 % der Patienten erlernbar).
Implantation einer Stimmprothese: Es wird mittels Punktionsdilatation eine Verbindung zwischen Tracheostomadach/-hinterwand und (Neo-)Pharynxschlauch geschaffen und in diese ein Silikonventil eingesetzt, das den Luftstrom in den Pharynxschlauch lenkt und ein Zurückfließen von Sekret in die Trachea verhindert; selten wird ein Elektrolarynx verwendet (Gerät zur Erzeugung von Schallschwingungen, die durch Anlegen an die Weichteile des Halses zur Verständigung verwendet werden können (sehr monoton und unnatürlich wirkend).
Spitalsaufenthalt: 10–14 Tage (der Patient muss in der Zeit das Kanülenmanagement erlernen).
Nachsorge: Patient wird über eine NSG (Naso-Gastral-Sonde) ernährt; Entfernung und Kostaufbau nach Schluckröntgen (zum Ausschluss eines Lecks im Pharynxschlauch).
Komplikationen: Fistelbildungen, Dysphagie, Wundheilungsstörungen, Rezidive, Narbenzüge.

Neck-Dissection (ND)

Indikationen: Tumoren im Kopf-Hals-Bereich, mit/ohne zervikale Lymphknotenmetastasen, selten CUP (carcinoma of unknown primary).
Durchführung: Narkose, Rückenlage, radikale ND (Entfernung von Fett-Lymphknotengewebe aller 5 zervikalen Hauptregionen sowie von V. jugularis interna, N. accessorius,

M. sternocleidomastoideus), wird heutzutage selten durchgeführt; wenn möglich, wird eine modifiziert radikale ND (alle 5 Regionen werden behandelt, jedoch nicht alle genannten Strukturen außer dem Fett-Lymphknotengewebe reseziert) oder selektive ND durchgeführt (nicht alle Regionen und nicht alle Strukturen werden entfernt).
Spitalsaufenthalt: 7–10 Tage, intravenöse Antibiotikagabe, bis Drain entfernt wird (< 25 ml, meist Tag 2–4).
Komplikationen: Blutung, Chylus-Fistel, Nervenverletzungen (N. hypoglossus, N. lingualis, N. vagus, N. phrenicus), Gefühlsstörungen, Narben, Wundheilungsstörungen, Lymphabflussstörungen.

Parazentese (PZ)

Indikationen: meist bei Mittelohrerguss (beim sogenannten glue ear auch Einsetzen einer Paukendrainage/PD-Paukenröhrchen erforderlich), Labyrinthitis (bei toxischer Mittelohrentzündung mit Beeinträchtigung des Innenohrs und Schwindel/Innenohrhörverlust) zur Durchführung einer Labyrinthanästhesie.
Durchführung: Narkose oder LA, Rückenlage, Ohrmikroskopie, Sichelmesser oder Lanzette: radiäre Inzision im vorderen, unteren Quadranten des Trommelfells.
Spitalsaufenthalt: 1 Tag oder ambulant.
Nachsorge: Es sollte kein Wasser ins Ohr gelangen bis zum Verschließen der Parazentesestelle bzw. bis das Paukenröhrchen abgestoßen/entfernt wurde und das Trommelfell verschlossen ist (eventuell Verordnung einer Schwimm-Otoplastik).
Komplikationen: bleibende Perforation des Trommelfells, selten Hörminderung durch Verletzung der Gehörknöchelchen, sehr selten iatrogenes Cholesteatom, Blutung (selten durch aberrante Gefäße oder Glomus tympanicum).

Tympanoplastik, Mastoidektomie

Indikationen: Trommelfellperforation, Gehörknöchelchenunterbrechung, chronische Otitis media (Cholesteatom), Mastoidektomie: akute Mastoiditis, ausgedehntes Cholesteatom, im Rahmen von Implantationen von Hörgeräten (Cochleaimplantat, Mittelohrimplantat).
Durchführung: Narkose, Rückenlage, Ohrmikroskopie, Faszien-/Knorpelentnahme.
Spitalsaufenthalt: 2–4 Tage, Hörtest (Knochenleitung) am 1. postoperativen Tag.
Nachsorge: Tamponadenentfernung nach ca. 2 Wochen.
Komplikationen: Ertaubung, Schwindel, Fazialisparese, Trommelfellperforation.

Mikrolaryngoskopie (MLX), Panendoskopie

Indikationen: Tumorverdacht Larynx/Hypopharynx, Größenbestimmung, Ausschluss eines Zweitkarzinoms (Panendoskopie), Stimmlippenveränderungen, Glottiserweiterung, phonochirurgische Eingriffe (MLX).
Durchführung: Narkose, Rückenlage, eventuell Jet-Ventilations-Narkose, Mikroskop, Larynxrohr; im Rahmen einer Panendoskopie wird auch eine Ösophagoskopie und eventuell eine Bronchoskopie durchgeführt; systematisches Absuchen aller Regionen: Epipharynx, Oropharynx, Hypopharynx inklusive Entfalten des Sinus piriformis, Supraglottis, Glottis, Subglottis.
Spitalsaufenthalt: 1–2 Tage, postoperative Stimmschonung.
Nachsorge: Stimmschonung, kein Flüstern.
Komplikationen: Tracheotomie, Stimmlippennarben, Zahnschäden, Schluckbeschwerden, Ösophagusperforation mit Mediastinitis.

Koniotomie

Definition: notfallmäßige Eröffnung der oberen Luftwege bei akuter Atemnot mit Erstickungsgefahr durch Eröffnen des Lig. conicum (Ligamentum cricothyroideum) zwischen Schildknorpel (oben) und Ringknorpel (unten).
Durchführung: Handschuhe, Skalpell und (improvisierte) Kanüle (z. B. abgeschnittene 2 ml-Spritze), Spekulum oder Häkchen zum Spreizen vorbereiten, Sauger, wenn möglich; nach Tasten der Incisura thyroidea superior („Adamsapfel" beim Mann) herabgleiten mit dem Finger bis zum Ringknorpel, dann senkrechter Hautschnitt vom Schildknorpel bis zum Krikoid; Tasten des Lig. conicum und hier quere Inzision ca. 1 cm breit und 0,5 cm in die Tiefe; unter Aufspreizen Einführen der Kanüle.
Komplikationen: keine, da lebensrettender Eingriff; Umwandeln in eine Tracheotomie innerhalb von 48 Stunden, sofern der Patient vorher nicht regulär intubiert werden kann, da sonst Knorpelschäden zu erwarten sind.

Tracheotomie

Definition: Eröffnung der Trachea unter geplanten Bedingungen oder bei dringlicher Indikation (Not-Tracheotomie, sofern noch genügend Ventilation möglich und keine Koniotomie erforderlich ist).
Indikationen: drohende Verlegung der oberen Atemwege durch Tumore (z. B. Larynxkarzinom), Trauma (z. B. Hämatom, Frakturen des Kehlkopfskeletts) oder Entzündungen (Abszess oder Ödem mit Einengung des Kehlkopfeinganges), massives Angioödem, akute beidseitige Rekurrensparese, neurologische Erkrankungen mit Aspiration zum Schutz der Lunge, ultima ratio bei OSAS, Blutung, Weaning Probleme, absehbare Langzeitbeatmung.

Durchführung: Hautschnitt quer in einer Hautfalte zwischen Ringknorpel und Jugulum, Eröffnen der oberflächlichen Halsfaszie, Beiseiteschieben der prälaryngealen Muskulatur (M. sternohyoideus, sternothyroideus, thyrohyoideus), Hochschieben (tiefe Tracheotomie zwischen 3. und 4. Trachealspange) oder Klemmen, Durchtrennen und Ligieren des Schilddrüsen-Isthmus (hohe Tracheotomie zwischen 1. und 2. Trachealspange), Darstellen der Trachea und Einschneiden eines Björk'schen Lappens (U-förmig), Einnähen des Lappens und des Tracheostoma-Oberrands an die Haut (damit Bildung eines epithelisierten Tracheostomas).
Komplikationen: Hautemphysem, Infektionen, Trachealstenose, Blutungen (lokal sowie die gefürchtete Arrosionsblutung des Truncus brachiocephalicus durch die Kanülenspitze). Nahtdehiszenzen, Stomaweitung durch Druck, Via falsa.

SYMPTOMVERZEICHNIS (DIFFERENZIALDIAGNOSEN)

Die (nicht vollständige) Auflistung der möglichen Differenzialdiagnosen häufiger Symptome soll eine erste Orientierung bei der Anamnese liefern.

Akute Atemnot

Fremdkörper im Rachen oder Kehlkopf, Epiglottitis, subglottische Laryngitis, verlegtes Tracheostoma, beidseitige Rekurrensparese, allergische Reaktion, Angioödem, Trauma, Tumor, Blutung

Ohrenschmerzen

Gehörgangsfremdkörper, Cerumen, Otitis externa, Gehörgangsfurunkel, Otitis media acuta, Grippeotitis, Tubenventilationsstörung, Barotrauma des Mittelohrs, Neuritis, Zoster oticus, Ohrmuschel-Perichondritis, Ohrmuschelerysipel, Kiefergelenksbeschwerden, Pharyngitis oder Tumoren des Pharynx (ausstrahlende Schmerzen), dentogen ausstrahlend, periaurikuläre Lymphadenitis

Hörminderung

Cerumen obturans, Otitis externa, Otitis media acuta und chronica, Seromukotympanon, Otosklerose, Gehörknöchelchen-Luxation, traumatisch bedingt, toxisch bedingt (Medikamente, Chemotherapie), Labyrinthitis, Zoster oticus, Hörsturz, Akustikus-Neurinom, Presbyakusis, kongenital, hereditär (syndromal), Lärmschwerhörigkeit, Barotrauma, Rundfenstermembranruptur, psychogen

Ohrgeräusch

Cerumen obturans, Gehörgangsfremdkörper, Hypertonie, medikamentös-toxisch bedingt, Otitis externa, Otitis media acuta, Glomus tympanicum, Tubenkatharrh, Tuba aperta,

Zoster oticus, Labyrinthitis, Otosklerose, Knalltrauma, Lärmtrauma, M. Menière, psychogen/Stress, Akustikusneurinom, muskuläre Spasmen

Otorrhoe

Cerumen, Otitis externa, Grippeotitis (blutig), Otitis media acuta (eitrig), chronische Mittelohr-Schleimhautentzündung, Cholesteatom (fötide), Parotisfistel, Trauma (blutig oder Liquor), Tumor (Gehörgang/Mittelohr oder Parotisdurchbruch, selten)

Fazialisparese

idiopathisch (Bell'sche Parese), Trauma, Melkersson-Rosental-Syndrom (Fazialisparese, Lippenschwellung, Lingua plicata), Zoster oticus, andere Virusinfektionen (z. B. Coxsackie, Masern, Mumps, Röteln), zentrale Ursachen, Parotistumoren

Schwindel

peripher-vestibulär (HNO-Schwindel): BPLS, M. Menière, Neuritis vestibularis, Labyrinthitis, Trauma (Contusio labyrinthi, Felsenbeinfraktur), Rundfenstermembranruptur, zentral bedingt (z. B. Kleinhirninfarkt, Multiple Skerose, Migräne), orthostatisch (kreislaufbedingt), zervikogen, Augenerkrankungen, Migräne, psychogen, Schwangerschaft, Elektrolytentgleisungen, Hypoglykämie, medikamentös

Nasenbluten

Bluthochdruck, blutverdünnende Medikamente, Rhinitis, Trauma, Septumperforation, postoperativ, Tumoren, juveniles Angiofibrom, M. Osler, Gerinnungsstörungen

Rhinorrhoe

Rhinitis (infektiös, allergisch, idiopathisch), Sinusitis, Liquorfistel (traumatisch, spontan), Wegener Granulomatose, Tumoren, Fremdkörper

Nasenatmungsbehinderung

Muschelhypertrophie (Allergie), Rhinitis, Polyposis nasi, Rhinopathia gravidarum, Spannungsnase, Schiefnase, Septumdeviation, Septumperforation, Trauma (Septumfraktur, Septumhämatom), postoperativ, Fremdkörper, Choanalatresie, Tumoren

Schnarchen

Nasenpathologien, Gaumen-, Rachenmandelhyperplasie, überlanges Gaumensegel, Infektionen (Rhinitis, Sinusitis), Allergien, Übergewicht, Alkohol

Riechstörung

postinfektiös (meist viral bedingt, z. B. SARS-CoV-2), posttraumatisch, sinunasal (z. B. Allergie, Rhinosinusitis, Septumdeviation), medikamentös-toxisch, neurologisch (zentralnervös), neurodegenerativ (z. B. Alzheimer, M. Parkinson), internistisch, iatrogen, idiopathisch, kongenital

Gesichtsschmerzen

Sinusitis, Neuralgien (Trigeminusneuralgie, Nasociliarisneuralgie Charlin, Neuralgie des Ganglion pterygopalatinum Sluder), Zahn- und Kiefererkrankungen, Augenerkrankungen, Nasenfurunkel, Trauma

Gesichtsschwellung

Infektionen (Sinusitis, Abszesse), Mukozele, Angioödeme (ACE-Hemmer), Allergien, Trauma, Kiefererkrankungen

(Tumoren, Entzündungen), Parotiserkrankungen (Entzündungen, Tumoren, Sialadenosen), Augenerkrankungen, Akromegalie

Mundgeruch

Zahninfektionen, Gingivitis, Stomatitis, Tumoren, Tonsillits chronica, Sinusitis, Lungenerkrankungen, Hypopharynxdivertikel, Ösophagitis, Gastritis, interne Erkrankungen (Diabetes mellitus, Leber, Niere), Vergiftungen

Xerostomie

Medikamentennebenwirkungen, nach Strahlentherapie, Sjögren-Syndrom, Stomatitis, Depression, internistische Erkrankungen, Speicheldrüsenerkrankungen, Dehydratation, Hitze-/Staubbelastung

Sialorrhoe

physiologisch, neurologische Erkrankungen, pharmakologisch-toxisch, Infektionen, Speicheldrüsenerkrankungen, Stomatitis, Fremdkörper im Pharynx

Hals- und Schluckschmerzen

Stomatitis, Pharyngitis acuta, Angina tonsillaris, Infektiöse Mononukleose, Peritonsillar-/Retropharyngeal-Abszess, Zungengrund-Angina, Epiglottitis, Tumoren Mundhöhle/Rachen, Eagle-Syndrom, Trauma (Fremdkörper, Verätzung), Zahnerkrankungen

Dysphagie

Entzündungen im Mund-/Rachenbereich (Glossitis, Stomatitis, Tonsillitis, Mundbodenabszess, Peritonsillar-Abszess, Epiglottitis), Fremdkörper, Ösophagusdivertikel und -tumoren, Pharynxstenosen, Halszysten, Laryngozelen, Sicca-Syndrom, post-radiogen, zentralnervös (Entzündung, Demenzerkrankungen), Wirbelsäulenveränderungen, Tumorerkrankungen

Heiserkeit

Laryngitis (akut, chronisch, infektiös, Reflux-bedingt), Stimmlippenveränderungen: Leukoplakien, Polypen, Hämatome, Knötchen, Stimmlippenkarzinom, Rekurrensparese, funktionelle Stimmstörung

Husten

Kehlkopferkrankungen (Laryngitis, Tumoren), Pharyngitis, Lungenerkrankungen, Sinusitis-bedingt, Reflux-bedingt, internistische und neurologische Erkrankungen

Singultus

Magenerkrankungen, Reflux, Erkrankungen im Verlauf des N. phrenicus, postoperativ, selten akuter Myokardinfarkt

Schmeckstörung

postinfektiös, entzündlich (bakteriell, pilzbedingt: orale Candidiasis), postoperativ (TE, Mittelohr-OP, Zahneingriff), posttraumatisch, Xerostomie, medikamentös-toxisch, internistische Erkrankungen, zentralnervös, psychogen

Halsschwellung

akut und chronisch entzündlich, gut- und bösartig tumorbedingt, Missbildungen, z. B. Lymphknotenschwellungen (Entzündungen, Tumormetastasen), Halszysten, Fibrom, Lipom, Neurinom, Glomustumor, Schilddrüsenerkrankungen, Hämatom

FALLBEISPIELE

Bitte erarbeiten Sie zu den Fällen stichwortartig die Anamnese, Überlegungen zur Differenzialdiagnose, diagnostische Schritte und Therapiemöglichkeiten. Überlegen Sie sich weitere klinische Beispiele.
Beschreiben Sie außerdem alle für die HNO wichtigen **Hirnnerven** und deren Funktion.

I) Ohr

a) Ein 5-jähriger Bub hört laut Angabe der Eltern seit einiger Zeit schlechter. Die meiste Zeit atmet er durch den Mund, außerdem schnarcht er in letzter Zeit vermehrt.
b) Ein Patient klagt nach dem Urlaub über starke Ohrenschmerzen.
c) Eine Patientin klagt über immer wiederkehrende übelriechende Otorrhoe.
d) Ein 20-jähriger Patient stellt sich mit einer plötzlichen Rötung und Schwellung der rechten Ohrmuschel vor.
e) Eine junge Patientin klagt über massive kurze Schwindelattacken.

II) Nase

a) Ein kleiner Bub hat in den letzten Wochen immer wieder Nasenbluten.
b) Eine Patientin klagt über zunehmende Gesichtsschmerzen im Rahmen einer Verkühlung.
c) Ein 50-jähriger Patient berichtet über Schleimsekretion im Rachen und ein vermindertes Riechvermögen.
d) Ein Patient stellt sich mit einer Rötung und Schwellung im Bereich des linken Nasenrückens vor.
e) Eine Patientin klagt über behinderte Nasenatmung.

III) Mund/Rachen

a) Ein Patient klagt über linksbetonte Halsschmerzen.
b) Eine 65-jährige Patientin stellt sich mit Lippen- und Zungenschwellung vor.
c) Ein Patient berichtet über rezidivierende Schwellungen am Hals beim Essen.
d) Ein 48-jähriger übergewichtiger Patient klagt über Schnarchen sowie Tagesmüdigkeit.
e) Eine 50-jährige Patientin berichtet über eine schmerzlose Schwellung am rechten Kieferwinkel.

IV) Kehlkopf/Hals

a) Ein 56-jähriger Raucher präsentiert sich mit einer schmerzlosen Schwellung am Hals.
b) Eine 32-jährige Frau nach Thyreoidektomie klagt über Heiserkeit.
c) Ein Patient klagt über fortbestehende Heiserkeit seit einem Infekt vor 1 Monat.
d) Eine Patientin stürzt genau mit dem Kehlkopf auf die Lehne eines Sessels. Es entwickelt sich zunehmende Atemnot. Sie werden zur Patientin gerufen, als Sie gerade mit massivem Stridor blau anläuft.
e) Ein 5-jähriger Bub entwickelt allmählich Heiserkeit und einen bellenden Husten.

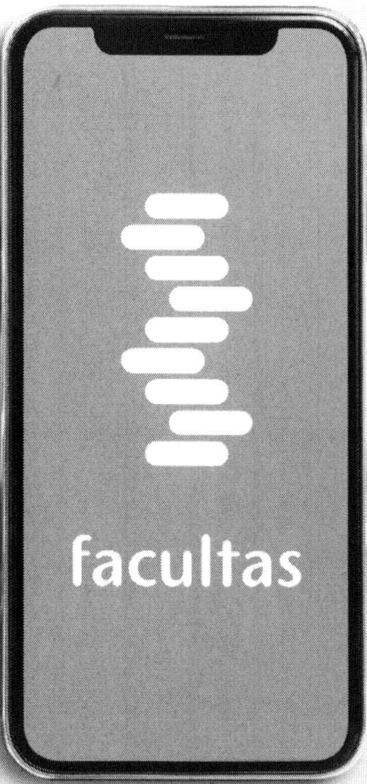

So kommen Sie zur App zu diesem Buch:

- FacultasApp gratis herunterladen
- erhältlich für Android und iOS
- **HNO – Ein Praxisleitfaden** öffnen
- Lernen und Üben wann und sooft Sie wollen

Google Play Store

App Store